DE
LA SURDITÉ

ET DE

QUELQUES NOUVEAUX MOYENS

POUR

CONSTATER ET GUÉRIR CETTE AFFECTION

PAR

N. LERICHE

Docteur en médecine de la Faculté de Paris,
Ancien médecin de la Charité maternelle de la ville de Lyon et des Dispensaires de la même ville,
Lauréat de la Société des sciences naturelles de Bruxelles,
Membre de l'Académie de médecine de Marseille,
Des Sociétés de médecine et de chirurgie pratiques de Montpellier, de Leipzig,
de Chambéry, de Gand, de Bruxelles ;
De la Société linnéenne de Lyon ; de la Société d'agriculture de Saint-Omer, etc.

2ᵉ édition, corrigée et considérablement augmentée

PARIS

GERMER BAILLIÈRE, LIBRAIRE-ÉDITEUR

17, RUE DE L'ÉCOLE-DE-MÉDECINE

LYON

CHEZ MEYGRET

1864

DE LA SURDITÉ

Paris, — Imprimerie de E. MARTINET, rue Mignon, 2.

DE
LA SURDITÉ

ET DE

QUELQUES NOUVEAUX MOYENS

POUR

CONSTATER ET GUÉRIR CETTE AFFECTION

PAR

N. LERICHE

Docteur en médecine de la Faculté de Paris,
Ancien médecin de la Charité maternelle de la ville de Lyon et des Dispensaires de la même ville,
Lauréat de la Société des sciences naturelles de Bruxelles,
Membre de l'Académie de médecine de Marseille,
Des Sociétés de médecine et de chirurgie pratiques de Montpellier, de Leipzig,
de Chambéry, de Gand, de Bruxelles;
De la Société linnéenne de Lyon; de la Société d'agriculture de Saint-Omer, etc.

2ᵉ édition, corrigée et considérablement augmentée

PARIS

GERMER BAILLIÈRE, LIBRAIRE-ÉDITEUR

17, RUE DE L'ÉCOLE-DE-MÉDECINE

LYON

CHEZ MEYGRET

1864

DE LA SURDITÉ

De toutes les infirmités qui peuvent assaillir l'homme à sa naissance, il n'en est certainement pas de plus terrible que la privation de la vue ou de l'ouïe. N'est-ce pas à l'aide de ces deux sens qu'il apprend à connaître tous les objets qui l'environnent, à se mettre en relation avec ses semblables, à discerner la notion du beau et du bien gravée dans le fond de son âme, à faire servir à ses besoins tous les êtres ou toutes les choses de la nature; qu'il s'élève au-dessus de tout ce qui l'entoure, en développant ses facultés intellectuelles ?

Si l'existence de ces deux sens lui permet d'atteindre un si haut degré de perfection, quel fâcheux effet ne doit pas entraîner pour lui leur absence! à quel degré d'infirmité et même d'idiotie ne doit-il pas tomber lorsqu'il en est privé ! Je ne puis qu'indiquer ce triste résultat sans y insister, me proposant seulement de rechercher quelle influence exerce la surdité acquise, c'est-à-dire survenue accidentellement, sur l'homme qui a joui jusque-là de la faculté de percevoir les sons.

Tandis que les autres sens se lient entre eux d'une ma-

nière intime, l'olfaction à la gustation, la vue au toucher, il n'en est pas de même du sens de l'ouïe. « Il est plus indé-
» pendant, dit M. Bonnafond, plus isolé. Ses relations avec
» les quatre autres sens sont très-faibles et peu communes ;
» ni la vue, ni le toucher ne peuvent recueillir les impres-
» sions qui lui échappent. » L'appareil de l'audition agit avec une entière indépendance. Une fois que ses fonctions ont cessé. rien ne peut en tenir lieu. La perte de la faculté d'entendre est donc irréparable ; mais elle est terrible surtout par les conséquences qu'elle entraîne.

« Malgre les prérogatives de la vue, dit Bilon, l'ouïe est
» encore le plus noble de tous les sens, parce qu'il est
» celui qui sert le plus au perfectionnement des facultés
» intellectuelles. Sans elle l'homme muet serait réduit au
» langage d'action, et son intelligence aurait les mêmes
» limites que son langage. Ce ne sont pas seulement les
» bruits plus ou moins forts, des sons plus ou moins mélo-
» dieux, des symptômes plus ou moins harmonieux que
» l'ouïe a fait parvenir jusqu'à nous, c'est pour ainsi dire
» la pensée elle-même qui, transmise à travers les airs,
» s'échange ainsi entre tous les hommes. »

Aussi, quoique la commisération que rencontre l'aveugle chez ceux qui l'environnent ne devienne que rarement le partage du sourd, la vision est peut-être moins indispensable à l'homme social que l'ouïe. En effet, l'aveugle participe aux rapports des hommes entre eux dans une proportion beaucoup plus grande que le sourd : chez lui la perfection qu'acquièrent les sens du toucher et de l'ouïe supplée, pour ainsi dire, la vue ; il peut prendre part à la conversation générale, partager les charmes des réunions nombreuses, des concerts, du théâtre, du moins dans une

certaine mesure ; en un mot, l'aveugle, celui toutefois qui
vit avec ses semblables et entouré de sa famille, n'est pas
seul au milieu de la société.

Au contraire, le résultat de la surdité est d'isoler celui
qu'elle atteint. Elle l'oblige à renoncer à ses occupations,
s'il est avocat, juge, médecin, prêtre.... Elle le met dans
l'impossibilité de prendre part aux conversations particu-
lières, aux discussions publiques. Pour lui, le plaisir qu'on
goûte à causer avec des gens de tout âge, de tout carac-
tère, n'existe plus, l'amitié même perd son charme. « La
» mélodie du cœur qui parle à l'homme dans les doux épan-
» chements de l'intimité, est muette pour celui qui entend
» à peine une voix perçante et forcée. » Plus d'autre entre-
tien pour le sourd que le for intérieur. Plus le malade a
goûté les jouissances dont il est privé, plus lui est pénible
la perte qu'il a faite. « Les lésions qui affectent le sens de
» l'ouïe, dit Kramer, exercent l'influence la plus fâcheuse
» sur l'âme elle-même. » Cela est profondément vrai. En
effet, réduite à l'isolement, elle se couvre d'un voile de tris-
tesse qui s'épaissit à mesure que le cercle d'où les sons
perceptibles lui parviennent encore se resserre davantage.
Si la surdité continue, si elle est absolue, l'ennui, la mélancolie qui assiégent le malheureux lui font de la vie un far-
deau dont il serait presque heureux de se débarrasser. Le
sourd est un nouveau Tantale dont le supplice se renouvelle
chaque jour, à chaque instant. « La perte de l'ouïe, dit
Lecat, c'est la mort prématurée. »

Plus le malade est jeune, plus la surdité pèse sur le développement de tous ses rapports vitaux, quoique la légèrete
du jeune âge écarte pendant quelque temps le sombre pouvoir dont la maladie menace d'opprimer son âme ; mais

ceux qui sont le plus à plaindre, ce sont les enfants chez lesquels les défauts innés ou survenus pendant les premières années de la vie ont tellement affaibli l'ouïe, que la parole ne se développe pas et se perd jusqu'aux moindres traces. Dans ce cas la mutité est la suite inévitable de la cophose. Chez ces malheureux, l'esprit est comme plongé dans un sommeil éternel, et la nature, en écartant l'horreur de l'a-veugle de naissance, semble élever l'importance de l'ouïe bien au-dessus de tous les charmes de la vue.

APERÇU HISTORIQUE SUR LA PATHOLOGIE DE L'OREILLE.

Les funestes conséquences de la surdité expliquent l'ar-deur avec laquelle les médecins de notre époque ont étudié cette maladie et cherché à déterminer les causes qui la pro-duisent, les phénomènes qui l'annoncent, et les moyens propres à la guérir, si toutefois la guérison en est possible. Mais si les maladies de l'oreille ont joui depuis le commen-cement de ce siècle du privilége d'attirer l'attention des médecins; si des travaux dignes d'éloges ont paru sur cette matière, il n'en fut pas toujours ainsi, et pendant près de 2000 ans le monde médical, acceptant et appliquant reli-gieusement les préceptes erronés de Galien, ne fit faire aucun pas à la pathologie de l'organe de l'ouïe. C'est que pour l'oreille, comme pour tous les autres organes de l'économie, l'anatomie normale et l'anatomie pathologique sont les seuls et les vrais flambeaux qui puissent faire jaillir la lumière sur la pathologie. Encore faut-il avouer que, même avec la découverte de la structure de l'oreille, les moyens imparfaits d'exploration que possédaient les méde-cins empêchaient les progrès de la pathologie d'être aussi rapides qu'ils auraient dû l'être. Aussi la science a-t-elle marché plus vite à mesure que ces moyens se perfectionnaient.

Si nous jetons un coup d'œil sur cette partie de la littérature médicale qui a trait aux maladies de l'oreille, nous voyons que le père de la médecine n'a laissé aucun chapitre spécial à l'étude des maladies de l'oreille ; il en a fait seulement mention au sujet des maladies fébriles, dont il les regarde comme une complication ; et que c'est à lui qu'appartient le premier l'honneur d'avoir donné l'essai d'une description spéciale des maladies de l'oreille, prescrit l'économie des cavités de cet organe, indiqué les procédés d'extraction du cérumen ou des corps étrangers. Sa thérapeutique est malheureusement moins digne d'éloges ; et le conseil qu'il donne de raser la tête, de faire des frictions avec de l'eau chaude, de mettre à la diète le malade, dans les cas de surdité chronique accompagnée de bourdonnements d'oreille et de céphalalgie, ne peut recevoir l'approbation de notre temps. Celse eut aussi sur les maladies de l'oreille des idées très-saines, surtout pour le temps où il vivait.

Chose étrange, Galien, ainsi que je l'ai dit, loin de profiter des travaux de Celse, de reculer les bornes du temple de la science, fit un pas rétrograde, obscurcit le sujet déjà si peu connu des maladies de l'oreille, et cependant les préceptes du médecin de Pergame firent loi pendant deux siècles ! De Galien nous passons à Fabrice de Hilden, sans pouvoir citer un auteur qui se soit occupé sérieusement des maladies de l'oreille.

Fabrice de Hilden étudia avec soin des maladies du conduit auditif externe, mais borna là ses travaux ; on regrette, quand on lit les pages qu'il a consacrées à cette partie des maladies de l'oreille, qu'il n'ait pas poussé plus loin ses recherches.

Bonnet, Duvernet, Valsalva, Cotugno, Meckel, Scarpa, Comparetti, firent faire plus de progrès à l'anatomie qu'à la pathologie de l'oreille, et ne méritent qu'une simple mention de la part de l'écrivain qui s'occupe seulement de cette dernière partie.

Il n'en est pas de même du maître de poste de Versailles, Guyot, qui, ainsi que nous le verrons plus loin, conçut l'idée du cathétérisme de la trompe d'Eustache, immense progrès qui devait amener une révolution complète dans le traitement des maladies de l'oreille.

En 1763, Leschevin, chirurgien en chef de l'hôpital à Rouen, présenta à l'Académie de chirurgie un bon mémoire que cette société savante couronna, et dans lequel on peut encore aujourd'hui puiser de saines idées.

Je citerai seulement pour mémoire Delaud, Wathen, Wright, Stevenson, Curtis, Saunders, Buchanam, auteurs anglais, dans les ouvrages desquels se trouvent |beaucoup d'erreurs et peu de vues nouvelles.

Les travaux de notre compatriote Saissy, d'Itard, de Deleau, de Ménière et de Triquet sont plus sérieux; marqués au coin d'une observation judicieuse, ils contiennent quelques moyens thérapeutiques nouveaux des aperçus sur la pathogénie et les altérations anatomiques non-seulement de l'oreille externe, mais aussi de la caisse, et même de l'oreille interne. C'est ainsi qu'Itard préconise le premier les injections d'eau dans la caisse du tympan pour modifier les parois malades de l'oreille moyenne, et consacre quelques pages aux maladies de l'oreille interne; que

Deleau propose des injections d'air comme moyen dilatant et modificateur.

Quant à Saissy, qui pendant de longues années a fait à Lyon une étude particulière des maladies de l'oreille, et a écrit une monographie couronnée par la Société de médecine de Bordeaux et reproduite dans le *Dictionnaire des sciences médicales*, il est l'objet des plus vives attaques de la part d'un auteur estimable, sur les maladies de l'oreille, Kramer, de Berlin.

Ce médecin, auquel sans doute nous sommes redevables d'un traité complet et supérieur à celui de Saissy sur la matière qui nous occupe, prétend que les travaux de ce dernier sont sans valeur. Que le médecin auriste de Lyon n'ait point écrit un traité à l'abri des atteintes de la critique, un traité comparable à ceux d'Itard et de Deleau, personne ne le conteste; mais il faut, dans toute appréciation équitable, tenir compte du temps où écrivait l'auteur, des difficultés qu'il dut rencontrer, et des tentatives qu'il a faites pour l'avancement de la science, sur le point qu'il étudia spécialement.

Envisagées avec ces idées, les pages que Saissy a écrites sont loin d'être à dédaigner; cet auteur a clairement résumé les connaissances de ses contemporains, cherché à faciliter le cathétérisme dans la trompe, cité un grand nombre de faits nouveaux et intéressants, et à ce titre mérite une mention honorable de notre part.

Son souvenir est d'ailleurs encore vivace parmi les membres de la famille lyonnaise, et tous les médecins qui l'ont connu se plaisent à reconnaître sa bonne foi, son érudition et l'originalité ingénieuse des moyens thérapeutiques qu'il employait.

Ainsi que le montre cet historique, la littérature médicale compte quelques travaux sur les maladies de l'oreille; mais cependant les limites de la science sont loin d'avoir été atteintes sur ce sujet, et une pratique de plusieurs années, en me permettant de passer au creuset de l'expérience les théories émises par nos devanciers et nos contemporains, m'a convaincu que tout n'était pas dit, au sujet de la surdité, de l'inopportunité de quelques moyens, de l'efficacité de certains autres, et m'a engagé à communiquer le résultat de mes recherches et de mes observations.

DE L'ORGANE DE L'OUÏE. — APERÇU SUR L'ORGANISATION NERVEUSE DE L'OREILLE EXTERNE, ET SUR LA MEMBRANE DU TYMPAN.

On doit désigner sous le nom de *surdité*, l'affaiblissement ou la perte complète de la faculté de percevoir les sons.

L'homme et les vertébrés sont les êtres chez lesquels cette propriété de recevoir les impressions des ondes sonores et de les transmettre au *sensorium* commun, est probablement le plus développé.

L'oreille se compose, en effet, chez l'homme, de cavités dont la disposition présente les conditions les plus favorables à la perfection de l'ouïe, c'est-à-dire à la condensation des ondes sonores, à la diminution de leur dispersion et à la protection de la partie essentielle de l'appareil auditif.

C'est ainsi que des trois parties distinguées dans l'oreille par les anatomistes, la première, l'oreille externe, représente un *infundibulum* dont la partie évasée est admirablement disposée pour colliger les ondes sonores, les réfléchir suivant l'axe du conduit auditif, si elles viennent la frapper obliquement, ou les transmettre directement à l'oreille moyenne, lorsqu'elles la rencontrent suivant une direction perpendiculaire; que dans l'oreille moyenne, cavité séparée de l'oreille externe par la membrane du tympan, et communiquant avec l'oreille interne à l'aide des fenêtres ronde et ovale, la nature, pour mieux assurer la transmission des ondes sonores de la membrane du tympan à l'oreille interne, a placé entre ces deux parties une chaîne osseuse, dite chaîne des osselets; que pour annuler les effets de la pression atmosphérique extérieure sur la membrane du tympan, il existe une pression égale et contraire, due à la communication de la caisse avec l'arrière-cavité des fosses nasales, par la trompe d'Eustache, et qu'un muscle, par la tension qu'il fait éprouver à la membrane du tympan, modère plus ou moins les vibrations exagérées qu'elle éprouverait si elle restait dans un état de laxité, ainsi que l'a démontré Savart.

C'est ainsi enfin que les rampes du limaçon sont heureusement disposées pour étaler les fibres nerveuses sur une lame résistante qui, par sa continuité avec les parois solides du labyrinthe et de la tête, son contact avec le liquide labyrinthique, est capable de transmettre à ces fibres les vibrations qu'elle reçoit.

Nous n'avons pas la prétention de donner un ouvrage complet et de décrire minutieusement l'appareil de l'audition. Cette description a déjà été faite et très-bien faite. Seulement il nous a semblé avoir remarqué, même dans les travaux les plus récents, quelques lacunes au point de vue de l'indication des nerfs du conduit auditif externe. C'est cet oubli que nous tenons à constater et que nous cherchons à combler; car pour nous les branches nerveuses du conduit auditif externe, qui viennent de la cinquième paire et qui sont des nerfs sensitifs, jouent un grand rôle dans les maladies qui nous occupent. A l'appui de cette manière de voir, nous donnerons plusieurs exemples dans le courant de ce travail.

L'appareil de l'audition se divise, comme nous l'avons dit, en trois parties, l'oreille externe, l'oreille moyenne et l'oreille interne, toutes décrites avec grand soin dans les ouvrages d'anatomie; mais je ne veux parler que du conduit auditif externe, considéré au point de vue de son organisation nerveuse.

Il reçoit ses nerfs : 1° par une branche du temporal superficiel qui, après avoir donné des ramifications aux parties profondes de l'oreille et spécialement à la peau du conduit auditif externe, vient s'épanouir dans la conque; 2° d'un rameau antérieur de l'auriculaire postérieur; 3° d'une des branches ascendantes du plexus cervical qui, parvenue à l'apophyse mastoïde, se partage en plusieurs filets qui se distribuent à la face interne du pavillon de l'oreille; 4° d'un des rameaux des temporaux qui se ramifient dans la partie antérieure du pavillon; 5° de rameaux antérieurs de la seconde branche auriculaire qui, après avoir gagné la partie inférieure du pavillon, s'épanouissent et se ramifient sur ses deux faces; les rameaux postérieurs gagnent la partie supérieure du conduit auditif externe.

Tous ces rameaux, comme nous l'avons déjà dit, émanent de la cinquième paire, et donnent à la membrane du conduit auditif externe une sensibilité tellement exquise, que le contact des instruments ou même d'un corps étranger quelconque peut déterminer de véritables mouvements convulsifs.

On est vraiment étonné que la plupart des auteurs modernes, MM. Triquet et Bonnefond eux-mêmes, n'en disent pas un mot. En revanche, nous avons trouvé dans l'ouvrage récent du docteur Trœltsch, des aperçus sur la membrane du tympan que nous croyons devoir reproduire en grande partie.

DE LA MEMBRANE DU TYMPAN.

La membrane du tympan est située à l'extrémité du conduit auditif externe et fixée sur un cercle osseux interrompu en haut seulement.

La forme de la membrane du tympan est aussi variable que la coupe transversale du conduit auditif : son diamètre vertical est de 9 à 10 millimètres ; le diamètre horizontal est de 8 à 9 millimètres. Sa couleur, dit de Trœltsch, est d'un gris clair brillant. Pour nous, elle en est rapport, comme couleur, avec la couleur de la peau des individus qu'on examine.

Wilde l'a comparée à celle de la peau de baudruche ; Rau, plus exactement à celle de la perle. Sa finesse et son peu d'épaisseur rendent le tympan translucide, mais non transparent, et sa coloration propre est modifiée par celle des parties profondes. On distingue souvent, à son reflet jaunâtre, la paroi de la caisse du tympan opposée à la membrane. Plus souvent c'est la branche verticale ou longue branche de l'enclume, qui se trouve derrière le manche du marteau, parallèle à celui-ci et à une petite distance de la face interne du tympan ; quelquefois même il est soudé avec elle. Quand la muqueuse qui tapisse la membrane tympanique en dedans, ou celle de la caisse tout entière est injectée, le tympan présente une teinte rouge pâle. Il revêt une teinte jaune bien prononcée lorsqu'il recouvre un dépôt de cette couleur, un exsudat en voie de désorganisation graisseuse. Enfin, la membrane tympanique peut, selon les cas pathologiques, présenter les colorations les plus variées, depuis le blanc jusqu'au gris, et du jaune au rouge vif.

L'éclat de la surface externe de la membrane tympanique s'altère ou disparaît, dès que l'épiderme est recouvert d'un enduit, soulevé ou ramolli. Il en est toujours ainsi sur le cadavre, où l'épiderme de la membrane tympanique subit une macération analogue à celle de l'épithélium de la cornée ; la même chose s'observe aussi après l'injection dans l'oreille d'un liquide, tel que de l'eau, de l'huile, etc., chaque fois qu'un trouble des fonctions de nutrition détermine une exsudation de liquide qui ramollit et imbibe les couches superficielles de la membrane du tympan. Sa surface paraît alors plus ou moins mate, légèrement trouble ou blanchâtre ; l'épiderme est soulevé et détaché comme sur des préparations conservées dans l'alcool. L'éclat de la membrane tympanique augmente dans certains cas de rétraction de la membrane en dedans ; on reconnaît alors aussi que sa tension a augmenté.

Le tympan à l'état sain présente, outre le léger éclat commun à toute sa surface, un endroit constant, parfaitement limité, qui réfléchit fortement la lumière. Ce reflet lumineux, tout particulier, se montre toujours à la région antérieure et inférieure de la membrane, sous la forme d'un triangle équilatéral, dont la base, large de 1 1/2 millimètre, correspond au bord du tympan, et le sommet à la dépression ombilicale, un peu au-devant et en dessous de l'extrémité du manche du marteau. Ce « triangle lumineux », c'est le meilleur nom qu'on puisse lui donner, a une grande importance au point de vue du diagnostic des affections de l'oreille, car son aspect, ses dimensions, tantôt plus grandes, tantôt plus petites, les modifications qu'il subit quand on insuffle la caisse du tympan, fournissent de précieux renseignements sur l'état de la membrane tout entière et sur son degré de courbure. Toute altération du triangle lumineux implique une altération du tympan, notamment de sa surface, de sa courbure, déterminée par une modification de sa texture, le plus souvent par des maladies ou des anomalies de sa surface interne ou muqueuse, et de la caisse du tympan. Dans l'examen de la membrane tympanique chez les malades, il faut faire spécialement attention au triangle lumineux, car c'est ainsi que l'on peut reconnaître des anomalies qui échappent autrement au médecin, ou que celui-ci ne parvient à découvrir qu'avec beaucoup de peine. Ce n'est qu'après l'avoir bien étudié dans tous ses détails, qu'on peut se prononcer relativement à l'état du tympan et au genre d'affection dont le malade est atteint.

Ce triangle lumineux, qui présente une certaine analogie avec le reflet de la cornée, sera mieux connu à une époque ultérieure, et présentera alors plus d'intérêt pour le diagnostic des maladies de l'oreille que maintenant. Wilde (1) le considère comme l'indice de la convexité de la moitié antérieure du tympan; il prétend qu'elle n'est pas concave et qu'elle réfléchit à sa partie la plus saillante un point lumineux brillant. Je ne puis accepter cette proposition, formulée d'une manière aussi absolue : la partie supérieure

____

(1) *Aural Surgery*, p. 241.

de la moitié antérieure du tympan est quelquefois fortement
attirée vers l'intérieur de l'oreille moyenne, en devenant
ainsi très-concave, sans que le triangle lumineux subisse
un rapetissement sensible, et de plus, la région centrale de
la membrane tympanique, à laquelle appartient une partie
du triangle, est certainement concave. La moitié inférieure
de la membrane est au contraire légèrement convexe en
dehors, ainsi qu'on le voit clairement (fig. 4); le reflet lumineux y est généralement moins marqué lorsque le tympan
tout entier est dévié en dedans ; il devient plus apparent
quand on fait bomber la membrane en dehors, en insufflant la caisse du tympan. A l'état pathologique, la membrane tympanique peut présenter d'autres points brillants,
qui réfléchissent fortement la lumière, de situation, de
forme et d'étendue très-variables; ils proviennent d'altérations de la forme ou de la texture de la membrane. On les
rencontre surtout lorsque le tympan est retiré en dedans
en divers endroits, et qu'il a contracté des adhérences avec
des parties de l'oreille moyenne, ou bien lorsque son épaisseur et son élasticité ont subi localement des modifications
importantes, par suite d'exsudats, de dépôts, ou par le
développement de brides à sa face interne. Ces points brillants anormaux n'apparaissent souvent que lorsqu'on insuffle
la caisse du tympan; nous rappellerons que souvent alors
le triangle lumineux, qui paraissait tout à fait régulier avant
l'insufflation, subit des modifications de nature variée :
ainsi il peut paraître plus grand, moins éclatant, brisé selon
l'une ou l'autre direction, etc.

Le triangle lumineux, pour autant que je sache, a été
décrit d'abord par Wilde (de Dublin), et indiqué plus tard
par Toynbee, sous la dénomination de « *triangular shining*

spot ». Aucun otologue allemand, à ma connaissance, ne l'a bien vu ni décrit avec quelque détail, et nul d'entre eux n'y a certainement attaché d'importance. Il paraît que c'est Erhard qui l'a vu le premier en Allemagne, mais il n'en indique pas exactement la position. Il dit, page 208 de son *Traité d'otiatrique rationnelle*, que la membrane tympanique paraît être plus brillante au-dessous et dans le voisinage de l'extrémité inférieure du manche du marteau, et qu'il existe en cet endroit un cône lumineux. La défectuosité des méthodes employées jusqu'à présent pour examiner et étudier la membrane du tympan, explique comment il se fait qu'un point aussi important ait passé inaperçu. On voit par là combien d'altérations de la membrane et de la caisse du tympan ont dû échapper à l'observation clinique, en augmentant ainsi le nombre des « surdités nerveuses », telles que les diagnostiquent encore des praticiens qui font autorité en Allemagne.

L'épaisseur de la membrane tympanique est très-peu considérable, elle équivaut à peu près à celle du papier de poste mince. De là résulte que la membrane est translucide, ainsi que nous l'avons fait observer précédemment, et qu'elle subit facilement des solutions de continuité, soit par une ulcération, soit par des violences extérieures. L'air, violemment poussé par le conduit auditif externe, peut déchirer le tympan ; c'est ce qu'on observe assez souvent chez les artilleurs qui se trouvent près de la bouche de la pièce quand elle fait feu. J'ai constaté la même chose à différentes reprises, à la suite d'un soufflet ; tout autre endroit du corps me semble préférable à la région de l'oreille, si l'on veut absolument employer les corrections manuelles. Chaque fois que j'ai examiné une déchirure du tympan, produite

par l'une ou l'autre des causes citées, qu'elle fût récente ou
ancienne, elle se trouvait derrière le manche du marteau,
elle était parallèle à celui-ci et dirigée de haut en bas. Dans
les cas décrits par différents auteurs, on a constaté la même
chose pour les déchirures et les cicatrices suites de déchirures de la membrane du tympan, de sorte que la lésion
survient en règle générale à un endroit constant.

Il semble que l'on oublie le plus souvent dans la pratique
le peu d'épaisseur du tympan ; sans cela on ne le « sonde-
rait » pas si souvent pour s'assurer de son état, et spécialement s'il n'est pas lacéré. Les explorations de ce genre,
faites comme elles le sont ordinairement, sans éclairer suf-
fisamment les parties profondes, sans une connaissance
exacte de l'anatomie de la région, sont non-seulement insuf-
fisantes, mais souvent nuisibles, car on peut blesser ou
perforer le tympan avec la sonde, d'autant plus que les
parois du conduit auditif et la surface de la membrane
tympanique sont très-sensibles, et que les malades exécutent souvent, pendant qu'on les sonde, des mouvements
irréfléchis. Toutefois on ne peut se passer de la sonde dans
quelques cas : tels sont les abcès du conduit auditif ; les
tumeurs diverses, dont le spécialiste le plus exercé ne reconnaît pas toujours immédiatement la nature ; les polypes,
dont il faut connaître le trajet et le point d'origine pour
les opérer convenablement. Dans tous les autres cas, la
simple inspection suffit presque toujours, en employant,
bien entendu, les instruments nécessaires et un éclairage
convenable. Il est facile ainsi de s'assurer si la membrane
tympanique est intacte ou déchirée, et quel est son état en
général ; on y parvient bien plus difficilement avec la sonde,
et l'on court risque de produire une perforation là où il n'en

existe pas encore. Je crois que l'emploi de la sonde est contre-indiqué, même quand il y a carie de l'oreille. L'exploration au moyen de la sonde ne peut rien nous apprendre de plus que ce que nous apprend l'inspection des parties ; d'un autre côté, cette exploration est très-souvent douloureuse pour le malade, et, malgré les plus grandes précautions, elle peut léser les organes ramollis, et entraîner ainsi des suites graves. On n'a, pour s'en convaincre, qu'à examiner sur un rocher carié, comme il en existe dans toutes les collections anatomiques, combien est mince la cloison fragile qui sépare la caisse du tympan du labyrinthe, et sur laquelle on arrive directement avec la sonde dans le cas de perforation du tympan. En la touchant, quelque prudence qu'on y mette, si les os sont ramollis, rien n'est plus facile que d'ouvrir une communication entre l'oreille moyenne et le limaçon ou le vestibule ; le pus, une fois parvenu dans le labyrinthe, peut propager la maladie, à travers le conduit auditif interne, jusqu'aux membranes d'enveloppe du cerveau.

Quand on emploie la sonde, il faut se rappeler exactement le trajet du conduit auditif, la résistance des parties, et toutes les particularités qui se rapportent à l'anatomie de la région ; il est surtout nécessaire de bien éclairer les parties profondes, afin que l'œil du chirurgien guide sa main et que la sonde, promenée au hasard, ne cause pas de dégâts. Celui qui ne peut satisfaire à ces conditions, doit se garder de chercher à s'instruire par des moyens aussi incertains, et se rappeler que le médecin, quand il ne peut pas être utile, est au moins obligé à ne pas faire de mal. Chaque année, je constate dans ma pratique des cas bien évidents de lésions déterminées par des explorations imprudentes de l'oreille, et une fois la terminaison a été fatale.

Une autre propriété de la membrane du tympan, importante au point de vue pratique, c'est son élasticité. Elle lui permet de supporter une assez forte pression de dehors en dedans, avant de se rompre ; des adhérences anormales peuvent l'entraîner plus profondément en dedans, sans qu'elle se déchire ou se détache de ses insertions. Nous pouvons nous assurer de nos yeux, chez tous nos malades, que le tympan résiste à une assez forte pression atmosphérique agissant de dedans en dehors, et qu'elle bombe alors à l'intérieur du conduit auditif. Ce phénomène s'observe en faisant faire au patient un mouvement d'expiration, le nez et la bouche étant fermés, ou mieux encore, en examinant la membrane tympanique lorsqu'on projette un courant d'air comprimé à travers la sonde dans l'oreille moyenne, au moyen d'une pompe foulante, ou qu'un aide souffle par le cathéter. Lorsque le courant est intense, la voussure de la membrane tympanique est la plus forte à son bord antérieur et postérieur ; quand il n'a qu'une intensité moyenne, c'est le bord postérieur et supérieur qui fait saillie, et en cet endroit apparaît alors un large reflet lumineux mal défini ; souvent aussi, mais pas toujours, le manche du marteau se déplace et la membrane tout entière se porte en dehors.

L'étude des mouvements de la membrane tympanique déterminés par l'insufflation et les douches d'air est très-importante au point de vue du diagnostic, car on peut déduire, du mode d'après lequel ils s'exécutent et des modifications qu'ils font subir au tympan, une série de conclusions relatives à l'état de la membrane elle-même et à ses

rapports avec l'oreille moyenne. Ce n'est pas ici le lieu de
traiter de tous les cas particuliers qui peuvent se présenter..
Je me bornerai à faire observer qu'il n'est pas rare de voir
certaines parties de la membrane tympanique rester immo-
biles, paraître rétractées en dedans et plus concaves, au.
lieu de participer au mouvement général de déplacement
en dehors. Nous devons en conclure à l'immobilisation de:
ces parties, à des adhérences développées entre elles et
l'oreille moyenne. Beaucoup d'autres altérations, l'existence de brides à la face interne du tympan, l'épaississement ou l'amincissement partiel de cette membrane, se.
reconnaissent le mieux de cette manière. On distingue
presque toujours, après des insufflations répétées, les vaisseaux qui côtoient le manche du marteau, sous la forme
d'une bande rouge plus ou moins large, qui recouvre quelquefois en partie le manche. Le plus souvent on peut suivre
leur trajet depuis la paroi supérieure du conduit auditif jusqu'à la membrane du tympan. Si les vaisseaux sont déjà
gorgés de sang par une cause pathologique, ils le deviennent ordinairement davantage lorsque le malade distend
lui-même la membrane tympanique en insufflant de l'air
dans l'oreille moyenne. Si l'on emploie la sonde pour
l'insufflation, l'injection très-souvent diminue ou disparaît.

Il est très-douteux que la membrane tympanique présente des mouvements en rapport avec le pouls artériel ; je
n'ai jamais observé rien de semblable, malgré les recherches les plus minutieuses et l'emploi d'un excellent éclairage. Mais ce qui est remarquable, c'est, aussitôt que le
tympan est perforé, que la bulle d'eau ou mucus qui se
forme à l'ouverture présente des pulsations isochrones avec

les battements du cœur. L'habile observateur Wilde, qui signala le premier ce phénomène, pense que ce mouvement est communiqué à la membrane par les nombreux vaisseaux qui lui appartiennent. Mais il semble, si cette explication est juste, que le tympan non perforé devrait présenter des pulsations analogues, surtout quand ces vaisseaux sont gorgés de sang. Cependant je n'ai jamais observé quelque chose de ce genre, même quand la membrane tympanique était fortement injectée, et les malades, dans ces cas, n'accusent pas l'existence de symptômes subjectifs, « de pulsations, de bourdonnements », d'une manière constante, comme il y aurait lieu de s'y attendre.

Les pulsations de la bulle liquide du fond de l'oreille fournissent souvent des renseignements précieux pour le diagnostic ; car il n'est pas toujours facile, à cause du gonflement des parties ou des altérations qu'elles ont déjà subies, de décider s'il existe une communication anormale entre le conduit auditif et la caisse. Les pulsations d'une bulle d'eau ou de pus, qu'il est facile de distinguer parce qu'elle réfléchit fortement la lumière, permettent de certifier que la perforation existe. Mais les pulsations peuvent manquer, par exemple quand la perforation est très-étendue ; on ne peut donc conclure de leur absence à l'intégrité de la membrane.

Quant à sa structure, la membrane tympanique est formée, comme on le sait, par trois couches : une lame fibreuse moyenne, la lame propre ou fibreuse de la membrane du tympan ; une lame interne, fournie par la muqueuse de la caisse du tympan, et une lame externe, fournie par la peau qui tapisse le conduit auditif. Il entre donc dans sa composition trois des tissus les plus importants de l’économie : la peau, le tissu fibreux et une muqueuse. Cette structure et la situation de la membrane tympanique, qui constitue la cloison qui sépare deux cavités voisines, le conduit auditif et la caisse, expliquent pourquoi les altérations pathologiques de cette membrane sont si nombreuses, et pourquoi elle participe le plus souvent aux affections des régions adjacentes.

La couche externe de la membrane tympanique n’est pas seulement constituée par de l’épiderme, comme on l’a cru pendant longtemps, elle renferme des éléments dermiques ; la peau du conduit auditif se replie en arrivant au tympan et se continue à sa surface. Ceci a lieu pour toute l’étendue de la membrane, partout où elle touche au conduit auditif ; mais le tissu cutané est plus abondant à sa région supérieure, où une lame assez épaisse de tissu cutané se porte de la paroi du conduit à la membrane tympanique ; un examen attentif montre qu’elle se compose de tissu cellulaire renfermant de nombreuses fibres élastiques, beaucoup de vaisseaux et une branche nerveuse relativement très-forte. Cette lame cutanée côtoie le manche du marteau jusqu’à l’ombilic ; à partir de ce point, ses divers éléments s’étendent en rayonnant et se ramifient du centre vers la circonférence du tympan.

La surface externe de la membrane tympanique, le derme, est la région qui renferme le plus de vaisseaux et de nerfs. Les maladies de cette région, qui sont si fréquentes chez les enfants, sont le plus souvent très-douloureuses ; elles sont ordinairement accompagnées du développement de cellules libres, de pus, etc. L’otite si douloureuse des enfants, suivie d’otorrhée, est très-souvent une inflammation de la couche cutanée du tympan, qu’elle soit primitive ou que la maladie se soit étendue du conduit auditif à la membrane tympanique. Une suite fréquente de ces inflammations, c'est l'épaississement de la couche cutanée : le tympan paraît alors moins concave, privé de son éclat et de sa coloration normale ; le manche du marteau est devenu invisible, ou l'on n'en distingue plus que la portion la plus saillante, la petite apophyse ou apophyse externe ; l'osselet, au lieu d'apparaître sous forme d'une ligne blanchâtre, est masqué par la peau, très-épaissie en cet endroit. Dans la myringite chronique, lorsque la vascularisation de la membrane tympanique est très-prononcée, la membrane, avec sa couche cutanée épaissie, présente une surface d'un rouge uniforme, couverte de granulations ; lorsqu'on abandonne ce mal à la nature, quelques-unes de ces granulations peuvent augmenter de volume, se transformer en polypes, finalement déterminer ainsi une otorrhée plus abondante et des altérations graves de l'oreille. Tous ces phénomènes, aisés à constater, s'expliquent par l'existence à la surface externe de la plaque fibreuse de la membrane tympanique, près de sa couche épidermique, d'éléments de tissu conjonctif très-disposés à la multiplication, à l'hypertrophie ; ils sont surtout abondants chez les enfants, mais on constate aisément leur présence chez les adultes. La couche externe du tympan ne possède ni glandes, ni papilles.

La couche interne de la membrane tympanique, sa couche muqueuse, est ordinairement formée de plusieurs couches d'épithélium pavimenteux ; à l'état normal, elle est excessivement mince. Certains états pathologiques, par exemple le catarrhe de l'oreille moyenne, cette affection si fréquente, peuvent modifier la couche interne du tympan, qui acquiert souvent une épaisseur considérable. L'épaississement commence toujours au bord de la membrane, à l'endroit où la muqueuse de la caisse se replie sur le tympan, là où la couche muqueuse de celui-ci a naturellement la plus grande épaisseur. Comme l'épaississement de la couche externe ou cutanée du tympan se manifeste plus tôt et d'une manière plus marquée près du manche du marteau, en dérobant plus ou moins celui-ci à la vue, le catarrhe de la caisse du tympan et les altérations de texture qui en résultent pour la membrane tympanique, affectent, par contre, davantage la région périphérique de la couche interne de la membrane ; elle paraît moins translucide, d'un gris opaque ; elle peut même présenter une bordure blanche, tout à fait opaque, tandis que, au centre, elle est peu altérée sous le rapport de sa teinte et de son aspect, et que sa face externe n'a rien perdu de son éclat, que le manche du marteau est resté parfaitement visible, etc. D'après l'anatomie, on a toutes raisons de croire que la couche muqueuse de la membrane tympanique ne devient jamais malade isolément, qu'elle ne peut que participer à des affections de la muqueuse de la caisse ; de sorte que les altérations qu'il est facile de reconnaître pendant la vie à la face interne de la membrane tympanique nous permettent de conclure à des altérations de même nature de la muqueuse de la caisse.

La couche moyenne, couche fibreuse, du tympan, *lamina propria*, est formée par des fibres d'une nature spéciale, les unes rayonnées, les autres circulaires, qui constituent deux plans distincts, faciles à isoler l'un de l'autre, et dont chacun ne contient qu'une espèce de fibres.

Le plan externe est formé de fibres rayonnées, qui partent du manche du marteau pour se porter vers la périphérie du tympan (couche de fibres rayonnées). Le plan interne, qui correspond à la caisse du tympan, est formé de fibres concentriques, qui manquent au bord extrême de la membrane, qui acquièrent leur plus grand développement dans la région qui suit immédiatement, pour redevenir plus rares vers le centre (1).

La couche des fibres concentriques adhère intimement à la muqueuse de la membrane tympanique; il est plus facile de la séparer de la couche des fibres rayonnées que de celle-là. Il semble que sa nutrition dépende en grande partie de la muqueuse; aussi participe-t-elle presque toujours aux maladies et aux altérations de la muqueuse de la caisse, pour peu qu'elles aient une certaine importance. C'est ainsi que la dégénérescence tendineuse et crétacée

(1) J'ai cru d'abord, avec les observateurs qui ont étudié avant moi la structure du tympan, Wharton Jones et Toynbee, que les fibres rayonnées s'étendaient jusqu'à la périphérie; que c'était même là qu'elles étaient plus développées. C'est une erreur, comme le professeur Gerlach l'a démontré le premier, et comme on peut s'en assurer facilement par la simple inspection de la membrane tympanique séchée et tenue au jour. Au microscope, il est beaucoup plus difficile de se rendre compte de l'état des choses, parce que la zone marginale de la muqueuse tympanique est souvent légèrement épaissie, ce qui masque jusqu'à un certain point la structure rayonnée que la couche fibreuse présente dans cette région; il en est de même des portions de tissu arrachées avec l'anneau tendineux du tympan, qui recouvrent le bord de la couche fibreuse. Si l'on excise l'anneau pour éviter l'obstacle, on enlève le plus souvent en même temps les parties avoisinantes de la membrane tympanique, ce qui place les fibres circulaires les plus développées à la marge extérieure de la membrane. C'est ainsi que les observateurs qui ont précédé Gerlach se sont trompés.

Cependant les fibres circulaires s'étendent jusqu'au bord externe du tympan à sa région supérieure, elles s'étendent en dehors au delà de l'apophyse externe ou courte apophyse du marteau, en dedans elles s'arrêtent à une certaine distance du manche. Sur ce point, je maintiens les opinions que j'ai consignées dans le *Journal zoologique* de Kölliker et von Siebold.

de la membrane tympanique, qu'il n'est pas rare de rencontrer dans des cas de catarrhe chronique très-prononcé de l'oreille moyenne, correspond presque toujours, sous le rapport de l'étendue et de la forme du tissu altéré, à la couche de fibres circulaires; elle se manifeste dans une zone du tympan située entre le bord externe et le centre de cette membrane.

On peut s'assurer de l'existence de la double couche fibreuse du tympan, à l'œil nu, en l'examinant à la lumière incidente, le rocher enlevé et la portion écailleuse du temporal avec la membrane tympanique tenue contre le jour; il est préférable cependant d'étudier la structure de la couche fibreuse à un grossissement faible. Ce double plan de fibres a évidemment pour effet d'augmenter en deux sens opposés la solidité et la résistance de la mince membrane du tympan.

Les fibres propres du tympan, aussi bien les fibres rayonnées que les fibres concentriques, ont une forme rubanée, à contours bien nets ; elles réfractent vivement la lumière et elles sont évidemment de nature spéciale. Entre elles se trouvent de nombreuses cellules allongées, à plusieurs prolongements, disposées très-régulièrement, présentant fréquemment un noyau bien distinct; ce sont des éléments de tissu conjonctif, qui affectent des dispositions différentes, tant sous le rapport de la position des cellules que sous le rapport de la direction de leurs prolongements, pour les deux plans de la couche fibreuse. Les coupes faites à travers le tympan, examinées au microscope, présentent, surtout chez les enfants chez qui les cellules sont très-apparentes, un aspect magnifique : un tissu parcouru en tous sens par un réseau très-fin de cellules avec leurs ramifications, plus beau que celui que l’on voit sur des sections de la cornée ou d’un tendon. (Chez le nouveau-né, les fibres de la membrane propre du tympan sont beaucoup plus minces, elles ressemblent davantage à du tissu conjonctif et elles réfractent moins fortement la lumière que chez l’adulte. Les cellules interstitielles apparaissent très-facilement et en grand nombre par l’action de l’acide acétique.)

La membrane du tympan offre une grande analogie avec la cornée, sous le rapport histologique : beaucoup de descriptions et de dessins d’ulcérations et d’autres affections de la cornée, tels que les donnent His et d’autres, rappellent l’aspect que le tympan présente au microscope pour des affections semblables.

La lame fibreuse de la membrane tympanique possède encore un appendice de nature particulière, une couche supplémentaire qui jusqu’à présent avait échappé aux anatomistes , parce qu’elle est ordinairement recouverte par le corps et l’apophyse longue de l’enclume. Il existe à la surface interne de la membrane, à la région supérieure de sa moitié postérieure, un repli, de 3 à 4 millimètres de long et de 4 millimètres de large, qui naît près du cercle osseux dans lequel est enchâssée la membrane du tympan, et qui s’étend jusque contre le manche du marteau. Il en résulte une cavité assez grande, ouverte en bas, que j’ai désignée sous le nom de *bourse postérieure de la membrane tympanique*. La corde du tympan côtoie en arrière le bord libre de ce repli. Il n’est pas rare de trouver sur le cadavre cette poche remplie de mucosités. Comme il existe sur ce point deux surfaces muqueuses, très-rapprochées l’une

de l'autre, les affections catarrhales de la caisse peuvent
déterminer la formation d'adhérences totales ou par-
tielles, altérations que l'on peut reconnaître pendant la
vie, par les changements survenus à la région postérieure et supérieure de la membrane du tympan. Pour
bien voir ce repli muqueux et la bourse qu'il forme,
il faut examiner la surface interne du tympan encore
adhérent à la portion écailleuse du temporal, la pyra-
mide, ou tout au moins la paroi supérieure de la caisse,
ainsi que l'enclume que l'on détache de son articulation
avec la tête du marteau. Le repli en question concourt à
maintenir le marteau en place ; cet osselet devient bien
plus mobile dès que le repli est incisé. La bourse postérieure de la membrane du tympan présente la même
structure que la lame fibreuse propre ; elle est formée de
fibres de même nature, ce qui démontre qu'elle est une
partie intégrante de l'autre, qu'elle naît comme elle de
l'anneau tympanique, ainsi qu'on peut s'en assurer chez
les enfants nouveau-nés ; tandis que la corde du tympan
sort d'un os voisin, mais distinct par sa genèse de l'anneau
tympanique.

Il existe une autre cavité, analogue à la bourse postérieure, à la face interne du tympan, au-devant du marteau, mais cette *bourse antérieure de la membrane du
tympan* n'est pas formée par un repli de la lame fibreuse,
mais par une petite saillie osseuse dirigée vers le col du
marteau, et par les organes qui plongent dans la fente
de Glaser ou qui en émergent, — le ligament antérieur,
la corde du tympan, l'artère tympanique inférieure, et,
chez les enfants, la longue branche du marteau. La

bourse antérieure est plus petite en tous sens que la postérieure (1).

La membrane tympanique est fixée dans la portion écailleuse du temporal par un cercle de tissu cellulaire compacte et de couleur blanchâtre. La plupart des auteurs l'ont désigné à tort par le terme d'*anneau cartilagineux*; Arnold l'appelle *anneau fibreux*, et Gerlach, *bourrelet circulaire* de la membrane du tympan. Il entoure presque entièrement la membrane, en s'insérant en dehors à l'anneau tympanique osseux. Comme ce dernier, il est interrompu en haut, des deux côtés de l'apophyse externe du marteau, à l'endroit où la membrane tympanique se replie pour se continuer avec la peau du conduit auditif et où elle est moins solidement fixée. Une pression trop forte, agissant de dedans en dehors, à la périphérie du tympan, par exemple une douche d'air poussée avec violence, détacherait la membrane tympanique plus facilement en haut que partout ailleurs.

Gerlach s'exprime ainsi, à propos du tissu conjonctif spécial qui constitue la lame fibreuse du tympan : « Il tient le milieu entre le tissu conjonctif fibrillaire et le tissu conjonctif homogène de Reichert ; son étude » serait vraisemblablement d'une grande utilité pour arriver à la solution » de la question si controversée de la nature du tissu conjonctif. Il est » impossible d'y découvrir la moindre trace de fibrilles qui tendraient à » caractériser les fibres du tympan comme des faisceaux de tissu conjonctif fin. »

Sur des coupes de la membrane tympanique chez les enfants, où l'on peut le mieux étudier les éléments fibreux, j'ai trouvé plusieurs fois des relations constantes entre les corpuscules de tissu conjonctif et l'épithé-

(1) Voyez la description détaillée de cette bourse, que j'ai signalée le premier dans un travail déjà cité, page 95, *Journal de la Société de Wurtzbourg*, année 1856 ; *Compte rendu des séances*, p. 39 ; *Archives de Virchow*, 1859, t. XVII, p. 25.

lium ; il semblait que l'épithélium de la face interne de la membrane du tympan envoyât des prolongements dans l'épaisseur du tissu propre, ou, que les ramifications de ces corpuscules se trouvassent immédiatement en rapport avec les cellules épithéliales.

Quand on comprend mal et que l'on se contente d'études superficielles, il peut en résulter des erreurs vraiment risibles. C'est ainsi que Erhard, p. 313 de son *Otriatique rationnelle*, dit : « La monographie la plus ré-
» cente et l'une des meilleures sur la structure du tympan, est celle qu'a
» publiée Gerlach dans ses *Etudes micrographiques*. Il confirme en gé-
» néral les assertions de de Trœltsch : la lame moyenne, ou lame de
» tissu propre, ressemblerait beaucoup à la cornée et serait composée
» de corpuscules fusiformes, tandis que les replis en forme de bourse de
» la couche muqueuse se présenteraient comme des villosités très-déve-
» loppées. » Je pense que le professeur Gerlach aura dû être très-flatté qu'on lui ait fait dire que la membrane du tympan est constituée par des corpuscules fusiformes, et fait confondre les bourses de la membrane tympanique décrites par moi. Erhard les appelle des replis de la muqueuse, qui ont une étendue de plusieurs millimètres, avec les villosités qu'il a découvertes, dont les plus grandes ont un dixième de ligne de lar-
geur et une longueur de douze centièmes de ligne, et qui existent sur toute la surface interne du tympan, sauf à la région centrale.

Vaisseaux de la membrane tympanique. —Elle possède deux réseaux vasculaires provenant de sources différentes, qui ne communiquent, d'après Gerlach, qu'à sa périphérie par des anostomoses capillaires. Les vaisseaux externes parcourent la couche cutanée, les vaisseaux internes la couche muqueuse ; la lame fibreuse en est complétement privée.

Il est très-difficile de bien injecter les vaisseaux du tympan. Mais on rencontre très-souvent sur le cadavre, surtout chez les enfants, des injections naturelles fort distinctes de l'un et de l'autre réseau, et les faits de ce genre, que l'on observe aussi jusqu'à un certain point pendant la vie, sont très-intéressants et fort instructifs. Quoique la lame fibreuse ne possède pas de vaisseaux, la puissance régénératrice de la membrane est cependant assez considérable. Des ulcérations ou des perforations traumatiques récentes guérissent ordinairement d'elles-mêmes, pourvu qu'on écarte les influences nuisibles, et les perforations anciennes peuvent diminuer ou disparaître sous l'influence de moyens très-simples, propres à enlever et à diminuer la sécrétion purulente fournie par les bords de la plaie. Aussi n'est-il pas rare de rencontrer dans la pratique des traces de perforations cicatrisées. La membrane tympanique, en ces endroits, paraît amincie, excavée, les bords de la dépression sont nettement limités. J'ai étudié très-attentivement sur le cadavre la cicatrice d'une perforation de la grandeur d'une lentille.

Le réseau vasculaire externe de la membrane du tympan provient des vaisseaux de la peau qui tapisse le conduit auditif ; ils se continuent à la surface du tympan, comme le fait la peau du conduit auditif, ainsi que nous l'avons vu plus haut. Le passage des vaisseaux de l'une à l'autre région a lieu sur tous les points du pourtour de la membrane tympanique ; ils forment une couronne de rameaux centripètes fins, qui participent le plus souvent aux injections vasculaires que l'on rencontre au fond du conduit auditif. Ces vaisseaux sont très-minces, et leur injection est plus difficile à reconnaître que celle des vaisseaux du conduit auditif lui-même. Quelques branches plus fortes s'étendent de la paroi supérieure du conduit vers la membrane du tympan ; elles sont placées immédiatement derrière le manche du marteau ou un peu plus en arrière, arrivent à l'ombilic, au centre de la membrane, et se ramifient à partir de ce point, en rayonnant de dedans en dehors, pour s'anastomoser avec les vaisseaux périphériques. Ils sont très-souvent remplis de sang sur le cadavre, et pendant la vie ils apparaissent presque toujours sous forme de lignes rouges, quand on injecte de l'eau chaude dans le conduit auditif, ou que le malade insuffle à plusieurs reprises de l'air dans la caisse, ou bien quand on y introduit, à l'aide du cathéter, des vapeurs irritantes, des vapeurs ammoniacales, par exemple. (M. Bonnafont (1) a observé que les sons aigus, en frappant la membrane du tympan, produisent le même effet.)

Le réseau vasculaire interne, celui de la muqueuse, provient de vaisseaux de la caisse du tympan ; il est bien moins développé et moins important que le réseau externe.

Jusqu'à présent on avait généralement admis que la membrane tympanique recevait la plupart de ces vaisseaux de la caisse du tympan ; que notamment les plus grosses branches naissaient près du manche du marteau, de l'artère stylo-mastoïdienne et se portaient de dedans en dehors. Je pense avoir démontré, le premier, qu'il n'en est pas ainsi, et que la membrane tympanique doit surtout sa vascularité aux artères du conduit auditif (2). Ce fait a une haute importance pratique relativement à la question des déplétions sanguines dans les maladies de l'oreille, et en quel endroit il convient de les pratiquer. Il est connu que l'on cherche toujours à faire les saignées locales dans une région qui se trouve en relation, sous le rapport de la nutrition, avec les organes malades. Or, comme on sait que le conduit auditif et la membrane tympanique reçoivent presque tous leurs vaisseaux de l'artère auriculaire

(1) *Gazette médicale de Paris,* 28 janvier 1842.
(2) *Journal de zoologie,* t. IX, p. 97.

profonde, qui est située derrière l'articulation temporo-maxillaire, au-devant du trou auditif, et qui donne d'abord des branches au tragus et à la région antérieure du conduit; comme on sait, de plus, que la veine principale de l'oreille interne, la veine auriculaire profonde, est située au même endroit, il faut en conclure que dans toutes les inflammations du conduit auditif et de la membrane du tympan, une application de sangsues à l'entrée et au devant de l'oreille, sera beaucoup plus efficace que si on la fait à l'apophyse mastoïde, ainsi qu'on en a l'habitude dans toutes les inflammations de l'oreille indistinctement. Cet aphorisme est confirmé par l'expérience. Les affections les plus douloureuses de l'oreille sont celles du conduit auditif et de la surface externe du tympan. Quelques sangsues appliquées au devant de l'entrée de l'oreille soulagent bien moins que si on les applique en nombre double ou triple derrière l'organe; Wilde avait déjà attiré l'attention sur ce point. Il n'est pas rare d'avoir l'occasion de comparer les résultats des deux méthodes sur le même individu. Il n'existe peut-être pas d'affection inflammatoire où l'application de quelques sangsues en un lieu convenable calme aussi rapidement les plus vives douleurs que les inflammations de l'oreille externe.

D'autres relations réclament notre attention, quand il s'agit des troubles de la nutrition des parties profondes, d'inflammations de la caisse du tympan et des os voisins. Nous verrons plus loin que ces parties reçoivent leur sang de diverses sources : de l'artère tympanique, qui pénètre dans la caisse par la fente de Glaser, près de l'articulation temporo-maxillaire; de l'artère stylo-mastoïdienne, qui parcourt le canal de Fallope, au-dessous du niveau de l'ouverture de l'oreille ; enfin, il existe une grande quantité de petites branches vasculaires (*vasa emissaria Santorini*) qui percent l'apophyse mastoïde et se distribuent au tissu osseux avoisinant. Dans les affections profondes, il faut par conséquent que les émissions sanguines locales soient pratiquées sur plusieurs points, et, pour une déplétion prompte, il convient de donner la préférence à la sangsue artificielle d'Heurteloup, appliquée à la région mastoïdienne (1).

Je ne puis laisser d'indiquer quelques précautions, sans lesquelles on ne saurait parvenir à une appréciation correcte de l'utilité des déplétions sanguines faites, comme je viens de le dire, dans les phlegmasies du conduit auditif et de la membrane tympanique. D'abord il faut marquer à l'encre les endroits où il convient d'appliquer les sangsues, sans cela on trouvera le plus souvent, le lendemain, les traces des piqûres loin des endroits d'élection. Il faut boucher l'oreille avec de la ouate pour empêcher l'introduction d'une sangsue ou celle d'une certaine quantité de sang, ce qui ne pourrait qu'aggraver le mal. L'écoulement de sang consécutif est souvent trop abondant et de trop longue durée, il convient d'indiquer à ceux qui entourent le malade le moyen pour l'arrêter. Enfin, s'il y a de l'otorrhée, on ne négligera pas de couvrir les piqûres d'emplâtres jusqu'à parfaite guérison, car l'irritation de ces petites plaies pourrait amener un érysipèle de la face. Je fais ces recommandations, qui paraîtront sans doute insignifiantes, à ceux qui ne se sont pas occupés du traitement des maladies de l'oreille, parce que j'ai pu observer les accidents qui surviennent quand on les néglige.

Je ferai observer encore ici que, d'après les recherches de Luschka (2), il existe souvent à l'os temporal, entre le conduit auditif externe et l'articulation temporo-maxillaire, une ouverture plus ou moins grande, qui livre passage à une veine (*foramen jugulare spurium*) : c'est un

(1) Nous ferons observer que la sangsue artificielle, peu employée en Belgique, produit aussi de très-bons effets dans les affections congestives et les inflammations des parties profondes de l'œil.

(2) S. Luschka, *Das Foramen jugulare spurium und der Sulcus petrososquamosum des Menschen* (*Journal de médecine rationnelle*, 1859, p. 72).

reste de la grande veine qui existe chez le fœtus, qui sort en cet endroit
de la cavité crânienne, et qui est le principal canal de dérivation de
celle-ci.

La peau de la membrane du tympan, qui est la partie
la plus vasculaire de cette membrane, renferme aussi la
plupart des nerfs : le tronc nerveux principal descend de
la paroi supérieure du conduit auditif avec les artères les
plus développées du tympan, côtoie le manche du marteau, en restant, pendant tout son trajet, à une petite distance de la surface de la membrane. Il naît du nerf temporal superficiel ou auriculo-temporal, rameau sensitif de
la troisième branche du trijumeau, celui qui donne à la
surface externe de la membrane du tympan son exquise
sensibilité. Je ne suis pas parvenu à découvrir de nerfs dans
la couche muqueuse, ni dans la lame propre du tympan.
Gerlach a observé quelquefois dans la première des fibres
nerveuses minces et dépourvues de moelle. Somme toute,
la couche muqueuse est très-pauvre en nerfs, tandis que
la peau du tympan en est abondamment pourvue et très-
sensible. Ceci s'accorde avec ce que nous apprend la pratique des vives douleurs qui accompagnent toujours l'inflammation de la surface externe du tympan, au lieu que
la muqueuse peut subir les altérations les plus graves
sans que le sujet accuse des douleurs d'oreille.

Les sympathies qui existent le plus souvent entre les
douleurs d'oreille et celles des dents, au point qu'il est
parfois difficile de les distinguer les unes des autres, s'expliquent le mieux, selon moi, par les rapports étroits qui
unissent le nerf auriculo-temporal, qui se distribue au
conduit auditif et à la membrane du tympan, et le nerf
dentaire, qui fournit un rameau au maxillaire inférieur.

Ils sont placés l'un à côté de l'autre, et ils naissent tous deux de la branche inférieure du trijumeau. C'est ainsi qu'on peut s'expliquer aussi l'action calmante d'instillations dans l'oreille d'eau de Cologne contre les maux de dents ; pour le dire en passant, elles déterminent souvent le développement de furoncles à l'intérieur du conduit auditif. Une otalgie coexistant avec des douleurs dans les dents de la mâchoire supérieure, indique ordinairement une inflammation catarrhale de la caisse et de l'antre d'Highmore, les nerfs dentaires se trouvant recouverts, comme on sait, par la muqueuse qui tapisse cette dernière cavité, et qui est toujours affectée dans la rhinite.

La membrane tympanique est très-sensible à l'action du froid. Des injections ou des instillations de liquides froids dans l'oreille occasionnent très-souvent des vertiges et une sensation de défaillance, tandis qu'un des meilleurs moyens contre les douleurs d'oreille consiste à remplir le conduit auditif d'eau tiède. Il faut préférer l'eau aux huiles diverses que l'on a l'habitude d'introduire dans l'oreille, elle est plus efficace et elle ne salit pas comme l'huile. Tous les liquides que l'on veut injecter ou instiller dans l'oreille doivent être préalablement chauffés ; comme beaucoup de myringites se déclarent à la suite de bains de mer ou de rivière, il faudrait conseiller à tout le monde de se boucher les oreilles avec de la ouate avant de prendre des bains, surtout quand la température est fraîche. En touchant le tympan avec un corps mince, un pinceau par exemple, on produit un fort bourdonnement dans l'oreille.

La complication de l'appareil, nécessaire à sa perfection, entraîne inévitablement la facilité de désordres plus ou moins graves, appréciables ou non à nos sens, et la multiplicité des causes qui peuvent empêcher ou troubler l'audition. Les perturbations de l'organe de l'ouïe sont d'autant plus fréquentes, que l'homme prend en général peu de soin de l'appareil auditif.

Ne nous étonnons donc pas des causes variées de surdité que nous allons avoir à énumérer, causes dont l'étude me paraît d'une indispensable nécessité pour arriver à un traitement rigoureux et à la prophylaxie de la surdité : *sublata causa, tollitur effectus.*

Envisagée au point de vue de son origine, la surdité doit être divisée en *surdité congénitale* et *surdité acquise.* C'est de cette dernière seulement que je m'occuperai dans ce travail.

Les causes qui peuvent s'opposer à l'audition sont nombreuses : je les diviserai en deux classes. La première comprendra toutes celles qui ont pour effet plus ou moins immédiat d'empêcher ou de troubler la propagation des ondes sonores jusqu'aux filets du nerf auditif; — la seconde, les lésions apparentes ou non de ce nerf et de la partie des centres nerveux dont il tire son origine. Les causes qui composent la première classe sont :

1° Les corps étrangers introduits dans le conduit auditif externe, quelle que soit d'ailleurs leur nature; qu'ils soient constitués par des animaux, tels que le perce-oreille, par des pois, des perles de verre, des fragments de pierre, etc.

2° L'accumulation de la sécrétion des glandes cérumineuses sous l'influence d'un défaut habituel de propreté ou d'une étroitesse congénitale ou acquise du conduit auditif.

3° L'inflammation aiguë ou chronique du conduit auditif externe de l'oreille moyenne ou de l'oreille interne, causée par une blessure, le séjour prolongé d'un corps étranger, l'impression vive et prolongée du froid ; consécutivement à un érysipèle, la variole, la rougeole, la scarlatine ; à des lésions des cellules mastoïdiennes ou du rocher, dues à la propagation d'inflammation du pharynx à la trompe d'Eustache et à la caisse du tympan.

4° Les tumeurs polypeuses, dont le point de départ se trouve en général sur cette partie de la peau du conduit auditif qui revêt toutes les apparences des muqueuses.

5° Les déchirures de la membrane du tympan à la suite des fractures, de la pénétration dans l'oreille d'instruments vulnérants, des détonations violentes, ainsi que nous avons souvent l'occasion de l'observer chez les artilleurs, ou enfin de l'impulsion de l'air respiré dans les efforts de la toux.

6° La *myringite* ou inflammation de la membrane tympanique, que l'on a rarement l'occasion d'observer isolée, et qui est ordinairement la compagne de l'inflammation de l'oreille externe ou de l'oreille interne.

7° Les nombreuses maladies de la trompe d'Eustache, dont l'inflammation est si fréquente à la suite des angines et l'obstruction, s'observent dans le cours des amygdalites, des tumeurs cancéreuses de ces organes glanduleux, du voile du palais ou de ses piliers, dans le cours du développement des polypes naso-pharyngiens, et par suite de la présence de mucosités ou de ces brides fibreuses consécutives aux ulcérations.

8° Les lésions peu connues encore de l'oreille interne, telles que inflammation, épanchement de lymphe plastique, épaississement et sécheresse des membranes et des fenêtres ronde ou ovale, petitesse de la fenêtre ronde, diminution ou absence du liquide labyrinthique.

9° Les altérations variées de l'apophyse mastoïde, désignées sous les noms de carie, nécrose, tubercules, et donnant naissance à une quantité plus ou moins considérable de pus qui se fait jour dans la caisse du tympan.

Telles sont les causes du premier genre, c'est-à-dire qui agissent en empêchant ou en troublant la propagation des ondes sonores jusqu'aux radicules nerveuses.

Quant aux causes de la deuxième classe, celles qui résident dans les centres nerveux ou leur émanation auditive, elles sont moins nombreuses : les congestions, les apoplexies, les ramollissements de cette partie de la pulpe encéphalique d'où naissent les nerfs auditifs ; les compressions, déchirures, atrophies de ces nerfs ; et enfin les troubles dynamiques de la pulpe cérébrale ou du nerf acoustique, ainsi qu'on a l'occasion de l'observer à la suite des convulsions chez les enfants, ou de fréquentes attaques de migraine chez l'adulte, après l'administration du sulfate de quinine, par les progrès de l'âge, et souvent aussi consécutivement à des déperditions organiques, telles que diarrhées, pertes séminales, hémorrhagies habituelles, suppuration abondante.

Ajoutons enfin que souvent elle est héréditaire et atteint les membres d'une même famille.

Telles sont les principales causes de la surdité, elles se trouvent mentionnées dans tous les ouvrages spéciaux; mais il en est une autre que nous signalerons spécialement à l'attention du lecteur, c'est la funeste habitude de porter les cheveux courts. J'y insisterai d'autant plus volontiers que la plupart des auteurs des traités de surdité se contentent de la mentionner, sans y attacher d'importance, et que ma pratique de chaque jour m'a appris à la regarder comme une des plus fréquentes.

C'est d'ailleurs à l'excellent ouvrage de M. Cazenave sur les maladies du cuir chevelu, que nous empruntons les considérations qui vont passer sous les yeux du lecteur.

« De tout temps la chevelure a été l'objet de préoccupa-
» tions plus ou moins sérieuses pour les historiens, les
» philosophes, les poëtes et les médecins. En effet, toutes
» les questions qui se rattachent à cette partie du corps
» humain touchent, par des points intéressants, soit à la
» nationalité des peuples, soit à leur hygiène publique, soit
» à leurs mœurs, soit même à leurs préjugés. Les anciens,
» amants passionnés de la forme, esprits essentiellement
» symbolisateurs, devaient attacher une grande valeur à
» l'étude de la chevelure ; car elle renfermait une ques-
» tion de beauté à laquelle ils ne pouvaient être insen-
» sibles, et elle devenait pour eux la source et l'occasion
» d'un grand nombre de ces mythes ingénieux qui leur
» plaisaient si fort. Ces questions, si chères aux esprits naïfs
» de l'antiquité, ont perdu une partie de leur importance
» pour notre société, que ne préoccupe guère le sentiment
» du beau ; mais nous pouvons cependant comprendre
» encore quelles pensées allégoriques l'art et la philosophie
» peuvent cacher sous l'arrangement et l'aspect de la che-
» velure. » (A. Cazenave, *Cuir chevelu*, Introd.)

Frappés des expressions différentes que revêt la physionomie suivant la disposition, la forme et la couleur des

cheveux, sculpteurs, peintres, poëtes et mythologues avaient
représenté chacune des divinités de l'Olympe avec une chevelure différente, mais parfaitement adaptée au rôle plus
ou moins important qu'elle devait jouer dans la céleste
cour, et donnant à la physionomie du dieu et de la déesse
un air distinctif qui permettait de reconnaître ses attribu-
tions. Si, en effet, ses cheveux épais et séparés sur le milieu de son front superbe donnaient au père des dieux un
aspect léonin, on reconnaissait sous ses longs cheveux d'or
l'immortel Phébus, le dieu distributeur de la lumière, et
les tresses flottantes de la déesse de la volupté, comme la
chevelure dénouée d'Iris, avaient je ne sais quoi de luxu-
rieux.

« A ce point de vue, dit M. Cazenave, nous sommes
» encore de la race des gentils... Mais nous avons mieux
» fait que de conserver les traditions, nous nous les sommes
» appropriées ! Quel chrétien se figurera l'Éternel sans une
» ample chevelure, symbole de majesté et de la toute-puis-
» sance ? Qui de nous, artiste, historien ou poëte, repré-
» senterait le Christ sans ses divins cheveux, brillants de
» reflets fauves et tombant mollement sur ses épaules. Ici
» le mythe a changé avec les idées religieuses : cette
» chevelure aux ondes tranquilles, aplatie sur un front
» où règne une sérénité céleste, n'irait pas au maître de
» l'Olympe, à cette divinité toujours armée de la foudre, dont
» la face éblouissante d'éclairs faisait trembler le monde ;
» mais elle représente bien, si je puis dire ainsi, l'humble
» majesté du fils de Dieu fait homme, de ce Dieu lui-même
» dont le visage respire la suprême bonté, et dont la main
» est ouverte en signe de pardon et de miséricorde.

» Chez la plupart des anciens peuples, et surtout chez les

» races occidentales, ajoute le même auteur, nous voyons
» attachée à la chevelure une idée de suprématie, de noblesse
» et de liberté. La Gaule, que les Romains appelaient
» *comata*, nous offre un des plus beaux exemples de ce culte
» si longtemps cher à la France; il était également en
» vigueur chez les Liguriens, que Pline appelait *capillati*,
» chez les Gètes, chez les Celtibériens, etc. »

Chez certaines races même, les cheveux longs étaient
l'apanage d'une caste particulière, et le droit de les porter
un privilége extrêmement précieux. Les Francs, nos
ancêtres, reconnaissaient leurs rois à ce signe distinctif,
dont la privation était une marque de déchéance. Aussi les
maires du palais ne manquaient pas de faire raser les princes
qu'ils voulaient déposer. De la famille royale, l'usage de
porter les cheveux longs s'étendit à la noblesse, et de la
noblesse à la bourgeoisie. Il faut venir jusqu'au xvie siècle,
à l'époque où François Ier, blessé à la tête par un tison
lancé de la main de Montgomery, se fit raser la tête, exemple
que la cour et la ville s'empressèrent d'imiter, pour voir
tomber en désuétude l'usage de la longue chevelure et s'é-
vanouir les idées de honte attachées à la calvitie de toute
antiquité.

Le culte de la chevelure n'a pas cependant péri tout
entier. Quelques peuples encore conservent la vieille mode
des cheveux longs, et, dans la France même, les Bretons
n'ont jamais pu se résoudre à se dépouiller de cet ornement
naturel, qui est pour eux, en même temps qu'une partie du
costume national, un emblème de noblesse et de vigueur
physique.

Si donc une longue chevelure est un symbole de dignité
et de force, si elle donne à la physionomie humaine un air

de beauté incomparable, n'est-ce pas déjà un tort de la part des modernes de rejeter cette mode de nos pères? n'en est-ce pas un, surtout, si la physiologie nous en démontre les nombreux inconvénients, ainsi que nous allons essayer de le faire voir?

Les cheveux sont des filaments de nature épidermique sécrétés par des follicules situés dans l'épaisseur de la peau et appelés follicules pileux; les parois de ces follicules entourent la racine du poil, mais sans y être immédiatement appliquées; elles en sont séparées par un liquide de nature onctueuse, d'autant plus abondant que le cheveu est plus rudimentaire. L'extrémité profonde ou le fond des follicules pileux est surmonté d'un renflement de forme conique ou hémisphérique, qui fait saillie dans leur cavité et supporte la base du poil : c'est le bulbe. Quant au cheveu, on peut toujours y distinguer deux substances, quelquefois trois : la substance corticale ou mieux fibreuse, car elle est constituée par des fibres-cellules plates, assez longues, en segments grenus, des cavités remplies d'air ou de liquide, et des noyaux.

La substance médullaire, qui consiste en une traînée ou un cordon occupant le centre du poil depuis la région qui est au-dessus du bulbe jusqu'au voisinage de la pointe; elle est formée de cellules médullaires contenant des granulations.

Enfin l'épiderme, une membrane très-fine qui leur forme une enveloppe complète, intimement adhérente à la substance corticale, et formée de lamelles plates unies entre elles comme les tuiles d'un toit.

Telle est la structure des cheveux. Que doit-il en advenir lorsque l'homme, esclave des bienséances sociales, élimine par des coupes réglées une quantité plus ou moins considérable de ces cellules épidermoïdales ? Alors, les follicules pileux se trouvent pour ainsi dire dans un état de pléthore momentanée, toute la masse des matériaux nutritifs qui devaient alimenter le système chevelu étant devenue surabondante et séjournant dans les capillaires cutanés ; aussi voit-on survenir une sensation de chaleur et de démangeaison qui résulte de l'augmentation de vitalité du cuir chevelu, et si les cheveux sont coupés à des intervalles rapprochés et trop près du bulbe sécréteur, on verra se développer un état inflammatoire des téguments qui pourra s'étendre dans quelques cas aux organes intracrâniens et produire de graves accidents. C'est ainsi qu'il n'est pas de médecin qui n'ait eu l'occasion de voir survenir des congestions cérébrales, des maladies du cuir chevelu, des coryzas, des angines, des maux d'yeux, des douleurs d'oreille, otites et otorrhées, à la suite de cette funeste habitude. Je rappellerai que Percy observa tous ces accidents chez les vieux soldats auxquels un décret imposa le sacrifice de leurs larges tresses et de leur abondante chevelure. — Je ne dois insister que sur les maladies d'oreille qui surviennent à la suite de la coupe des cheveux : j'ajouterai donc que, beaucoup plus fréquentes qu'on ne croit communément, elles sont dues à l'impression plus facile du froid sur les membranes qui tapissent les cavités de l'oreille, ainsi qu'à l'afflux momentané d'une quantité plus considérable de liquides nourriciers dans les vaisseaux de l'appareil auditif, et consistent le plus ordinairement en des inflammations de l'oreille externe ou interne, ou la paralysie des filets du nerf auditif, dont l'analogie avec la paralysie fausse qui suit si fréquemment l'impression subite du froid n'a pas besoin d'être indiquée.

Dans le cas d'alopécie, alors que la nature elle-même nous dépouille des cheveux, le cuir chevelu change de nature. Il ne sécrète plus de la même manière, les follicules pileux cessent d'exister, et notre organisation s'accommode peu à peu à ce nouvel état physiologique, sans que notre économie en soit troublée.

SYMPTÔMES DE LA SURDITÉ, MOYENS DE LA CONSTATER.

Cette infirmité reconnaissant un grand nombre de causes, ainsi que les pages précédentes l'ont fait voir, on conçoit facilement que les phénomènes qui la précèdent ou l'accompagnent doivent différer, suivant l'altération anatomique de l'oreille, et que vouloir les passer tous en revue, serait certainement outre-passer les bornes et le but de ce mémoire. Je me contenterai donc d'indiquer les signes auxquels on reconnaîtra la surdité, de quelque cause qu'elle provienne, les méthodes d'exploration de l'oreille en usage à notre époque ; et enfin je consacrerai quelques lignes à l'otite externe, et à un procédé opératoire que j'ai souvent employé avec succès pour remédier au rétrécissement du conduit auditif qui accompagne habituellement cette inflammation.

Le plus ordinairement une seule oreille est d'abord affectée, et le malade éprouve des bourdonnements ou bruits étrangers qu'il compare au mugissement d'une mer lointaine, au bruit des vagues, au bourdonnement des insectes, au son lointain des cloches.

C'est en vain qu'il cherche à prendre part à une conversation faite à voix basse, la plupart des paroles lui échappent ; il remarque qu'il a l'ouïe beaucoup plus dure quand

le temps est brumeux, orageux ou humide, quand il a passé
une nuit sans sommeil, ou que des chagrins le tourmentent.
Puis si l'oreille du côté opposé devient le siége de la surdité, il s'aperçoit qu'il ne peut percevoir que les sons iolés,
et que, si par hasard un bruit quelconque, un son se produit pendant qu'on lui parle, la perception cesse d'être distincte.

Il semble que les centres nerveux ne jouissent plus de la
faculté d'isoler nettement plusieurs sons simultanément
produits.

Bientôt les bourdonnements augmentent, deviennent
incessants, et le malade, sans cesse tourmenté, ne peut
trouver un instant de repos et de calme.

Ces phénomènes sont à peu près les seuls que le médecin observera lorsque la surdité sera due à un simple
trouble dynamique des centres nerveux ou du nerf auditif;
tandis que l'on pourra constater l'existence de céphalalgie
et de phénomènes morbides de la vue, si la surdité est sous
la dépendance d'une congestion ou d'un ramollissement
cérébral; l'existence de l'hyperesthésie et d'une sécrétion
plus ou moins abondante et de nature variée dans les
otites.

Depuis qu'on s'occupe d'une manière sérieuse des maladies de l'oreille, on s'est appliqué à trouver un moyen facile
et certain d'apprécier le degré d'affaiblissement de l'ouïe
et de mesurer les progrès de la maladie. Le moyen le plus
simple consiste à fermer l'oreille saine, si une seule est
affectée; alternativement les oreilles, si toutes deux sont
malades, et à entretenir une conversation avec la personne
dont on veut reconnaître le degré de surdité, en variant
l'intonation de la voix. Mais ce moyen ne peut s'employer

dans tous les cas, et quelquefois l'usage des instruments devient nécessaire.

Wolcke a conseillé un petit marteau de bois de chêne tombant sur une plaque de bois de sapin.

Itard avait inventé aussi un instrument dont l'usage reposait sur le même principe, pour reconnaître la surdité chez les enfants qui ne parlent pas ou sont idiots.

On peut, à l'aide de cet appareil, produire un bruit d'une intensité variable, à des intervalles égaux. Si l'on habitue l'enfant à lever le bras chaque fois qu'il entend ce bruit, et que l'on diminue progressivement l'intensité du son, ne sera-t-il pas facile de reconnaître à quel instant l'enfant cesse de percevoir ce bruit, et par suite quelle est l'intensité de la surdité? Ne pourra-t-on pas aussi constater ces diminutions ou augmentations de l'infirmité en répétant l'expérience à des intervalles rapprochés? Enfin, dit Itard, si l'enfant est assez idiot pour qu'on ne puisse l'habituer à lever le doigt à chaque bruit, il faudra imaginer des supercheries, la suivante, par exemple. On enferme l'enfant dans la chambre où il couche, et où son lit sera placé de manière à être aperçu à travers un trou fait à la porte. Le matin, quand on l'apercevra éveillé, on produira un bruit quelconque, et l'on remarquera l'impression qu'il fait sur l'enfant.

De nos jours, le plus grand nombre des médecins auristes ont abandonné l'instrument d'Itard comme celui de Wolcke, pour s'en tenir à l'emploi d'une montre. Ce mode de procéder offre l'avantage de ne pas exiger un appareil spécial et suffit dans la plupart des cas; mais il présente aussi quelques inconvénients et peut occasionner parfois de graves erreurs.

Ainsi, M. Bonnafond prétend que, lorsque l'on place une montre ou un diapason sur certaines parties de la tête, telles que l'apophyse mastoïde, l'arcade zygomatique ou les pariétaux et l'occipital, et que les sons qu'ils produisent ne sont pas perçus par le malade, la surdité doit être regardée comme incurable. Sans doute M. Bonnafond s'est appuyé, pour soutenir cette opinion, sur le fait de la propagation plus facile des ondes sonores à travers les corps solides qu'à travers les milieux aériformes, et sur cette idée que la surdité devrait être tellement profonde lorsque le malade ne percevrait pas les sons transmis par les os du crâne dix fois meilleurs conducteurs que l'air, qu'on devrait la regarder comme au-dessus des ressources de l'art. Mais en médecine les théories doivent passer après les faits et s'incliner devant eux. — Et ma pratique journalière m'a démontré le peu de fondement de la proposition de M. Bonnafond. —Plusieurs fois j'ai observé des malades qui ne percevaient plus les sons d'une montre placée sur les os du crâne, et cependant, malgré les craintes que me faisait concevoir l'opinion de M. Bonnafond, j'ai vu l'ouïe se rétablir. Par exemple, chez un officier retraité qui guérit sans autre traitement que l'emploi des bains de pieds et des purgatifs. Ainsi en fut-il encore dans le cas suivant.

OBSERVATION Ire.

Madame X..., demeurant rue du Chemin de fer, vint nous consulter, le 25 novembre 1860, pour une surdité dont elle était atteinte depuis trois ans. Cette malade jouissait d'ailleurs d'une bonne constitution, était bien réglée, et mère de six enfants.

Trois ans environ avant de venir se confier à nos soins, elle avait éprouvé une névralgie de la branche temporale du nerf maxillaire inférieur, et en même temps que la diminution de la douleur, une surdité dont l'accroissement était en raison directe de cette diminution de la névralgie.

Un examen attentif nous démontra l'intégrité des cavités de l'oreille et de la trompe d'Eustache, dans laquelle pénétrait facilement la sonde ordinaire ; la malade n'entendait que confusément les paroles qu'on lui adressait, et elle était obligée de faire répéter son interlocuteur pour le comprendre. Le bruit d'une montre, faiblement perçu lorsqu'on la plaçait sur le pavillon de l'oreille, ne l'était plus lorsqu'on la plaçait sur l'un des os de la boîte crânniene. Cette fois encore cependant, après un traitement de deux mois, consistant dans l'application de plusieurs vésicatoires et des instillations d'éther dans l'oreille, le sens de l'ouïe recouvrait toute sa netteté et son intégrité.

Après que l'on a appliqué la montre sur divers points de la tête, il est d'usage de la placer entre les dents du malade, auquel on recommande de fermer la bouche. C'est dans ce mode d'exploration qu'il faut apporter un grand soin, car si le malade ne fait pas toucher la montre par l'arcade dentaire supérieure, il déclarera qu'il n'entend rien. En effet, l'articulation de la mâchoire inférieure empêche que le son ne se propage. Il en sera de même si la montre est mise dans la bouche sans que les arcades dentaires se touchent.

L'emploi de la montre, comme moyen d'exploration, présente encore un inconvénient, c'est que le tintement métallique n'est pas le même dans tous les mouvements de montres. Kramer dit que les bruits de la sienne s'entendent à 10 mètres ; M. Triquet dit à 2 mètres. La mienne ne s'entend plus qu'à $1^m,50$, différences énormes, comme on le voit, qui peuvent amener de graves erreurs quand il s'agit de déterminer au juste l'état d'un malade, surtout si plusieurs médecins sont appelés à donner leur avis.

Il y a donc encore une lacune dans les moyens de reconnaître les altérations de l'ouïe.

Voici la description d'un instrument dont nous nous servons pour cet usage, et qui nous paraît préférable à ceux employés jusqu'à ce jour, même à la montre. Nous le nommons *acoumètre*, comme celui d'Itard.

Il consiste en un cylindre de bois plein, de 10 centimètres de longueur, à l'un des bouts duquel se visse une plaque également de bois, de 3 centimètres de diamètre. A l'autre extrémité il se termine par un bout rond adapté au conduit externe de l'oreille. On introduit dans le conduit externe le bout auriculaire, et, en passant légèrement la pulpe du doigt sur la plaque, on produit un frôlement. Si le malade ne perçoit rien, on rapproche l'instrument de son oreille, et l'on arrive ainsi au point où l'audition peut s'exercer. Si l'ouïe est cependant assez altérée pour que la perception du frôlement ne puisse avoir lieu, on frappe sur la plaque de petits coups avec l'ongle.

Ce moyen m'a toujours réussi, et je le crois capable de donner de bons éléments pour le diagnostic.

Ce n'est point une chose à dédaigner, car l'examen préalable de la maladie est d'une grande importance. Combien de fois ne nous est-il pas arrivé, ainsi qu'à bien d'autres sans doute, de voir un malade sortir désespéré de chez un médecin qui, trompé par une exploration vicieuse, quoique très-habile et très-versé dans la science, l'avait déclaré incurable !

N'est-ce pas ici le moment de rapporter les tentatives de l'immortel auteur de la découverte de l'auscultation, pour tirer un parti utile au point de vue du diagnostic de l'auscultation de l'oreille?

« Si l'on place », dit-il (*Traité de l'auscultation médiate*, 1826, t. I, p. 125), « sur la base de l'apophyse mastoïde

» le stéthoscope garni de son obturateur, ou mieux encore
» d'un obturateur d'un demi-pouce seulement (14 centim.)
» de diamètre à son extrémité, qui doit être creusée en forme
» de pavillon, et si l'on recommande en même temps à la
» personne sur laquelle on fait cette expérience de boucher
» avec le doigt la narine du côté opposé, et de souffler un
» peu fortement par celle qui reste libre, on entend distinc-
» tement un souffle qui indique la pénétration de l'air par les
» cellules mastoïdiennes. S'il se trouve un peu de mucosité
» dans la trompe d'Eustache ou dans la caisse du tambour,
» on entend un gargouillement fort analogue au râle mu-
» queux, et l'on distingue facilement s'il est dans la trompe,
» dans la caisse ou dans les cellules mastoïdiennes. Ce phé-
» nomène s'observe fréquemment chez les personnes atta-
» quées d'un coryza, même léger, et n'est pas toujours
» accompagné de dureté de l'ouïe. Si la mucosité vient à
» obstruer complétement la trompe, on n'entend plus rien
» jusqu'au moment où elle se débouche par les efforts indi-
» qués ci-dessus. L'inspiration très-forte, faite par le nez,
» remue également la masse d'air contenue dans le sinus
» des fosses nasales et dans les cavités de l'oreille, et fait
» entendre un bruit semblable à celui de la respiration bron-
» chique. Lorsqu'on applique le stéthoscope sur l'apophyse
» mastoïde, le conduit auditif externe, les bosses sourcil-
» lières, les os maxillaires supérieurs ou le nez d'un homme
» sain, et qu'on le fait parler, on entend retentir la voix
» comme dans la trachée, mais avec moins de force : quel-
» quefois cependant elle traverse évidemment le cylindre.
» De ces faits on peut conclure que l'auscultation deviendra
» un moyen sûr de reconnaître l'oblitération permanente
» de la trompe d'Eustache, et servira à déterminer les cas

» dans lesquels on peut tenter, pour remédier à la surdité,
» soit de faire des injections dans le conduit, soit de pratiquer la perforation de la membrane du tympan.

» J'ai exploré », ajoute-t-il encore, « l'oreille d'une dame,
» âgée d'environ quarante-cinq ans, dans un moment où
» elle éprouvait un tintouin auquel elle est sujette depuis
» plusieurs années : je n'ai rien entendu d'anormal; l'air
» circulait avec la plus grande liberté dans la caisse du tym-
» pan, la trompe d'Eustache et les cellules mastoïdiennes.
» Ce bruit de tintouin semblerait par conséquent n'être
» qu'une illusion d'acoustique. »

La surdité étant reconnue, la tâche du médecin n'est pas
terminée; il doit encore en rechercher la cause, afin de
diriger contre cette infirmité un traitement rationnel et
approprié. Il convient donc de faire un examen attentif et
détaillé des diverses parties de l'oreille ; de rechercher si
l'orifice du conduit auditif est libre ou non, s'il n'existe
pas une accumulation du cérumen ou un corps étranger,
et de placer, à cet effet, le malade au grand jour pour mieux
plonger le regard jusqu'au fond du conduit auditif, d'élever le pavillon de l'oreille d'une main et de l'attirer en
arrière de l'autre pour effacer sa courbure; et si cette exploration est insuffisante, de recourir au spéculum, au cathétérisme de la trompe d'Eustache, sur lequel je reviendrai
au sujet du traitement de la surdité.

De l'otite. — Je ne veux pas terminer la symptomato-
logie de la surdité sans relater les signes de l'otite externe
et l'une des terminaisons les plus fréquentes de cette inflammation, l'oblitération du conduit auditif, que j'ai eu plusieurs fois l'occasion d'observer dans ma pratique civile,
et pour la guérison de laquelle j'ai employé un procédé

nouveau, qui m'a permis d'obtenir un rapide succès dans les quatre cas où je l'ai mis en usage. C'est là, du reste, le motif qui m'a engagé à ne pas indiquer ce mode de traitement de la surdité en même temps que tous les autres moyens que l'on a préconisés, mais à en faire le sujet d'un paragraphe spécial, afin de mieux attirer sur lui l'attention du lecteur.

Les symptômes de l'otite externe consistent dans une sensation de picotement et de démangeaison dans l'oreille, à laquelle succède après un temps plus ou moins long une douleur vive et lancinante que la chaleur du lit augmente en général, ainsi que l'introduction d'un stylet, d'un spéculum ou de tout autre instrument explorateur ; et si un traitement énergique n'est pas dirigé contre ces phénomènes inflammatoires, si l'otite passe à l'état chronique, si des ulcérations se produisent, il pourra en résulter une adhérence des deux parois opposées du conduit audititif externe et une oblitération sur les inconvénients de laquelle je ne crois pas nécessaire d'insister.

C'est contre ce dernier accident, l'oblitération, que j'ai pratiqué une petite opération dont je n'ai trouvé la relation dans aucun traité.

Cette opération consiste à inciser les points adhérents au conduit auditif externe à l'aide d'un bistouri conduit jusqu'à ce niveau sur une sonde cannelée, et ensuite toute la paroi latérale de l'oreille jusqu'à l'os ; on introduit alors dans l'orifice normal un corps étranger, tel qu'une mèche de charpie enduite de cérat, de l'éponge préparée ou un bout de sonde de gomme élastique... ; on le maintient en place pendant quatre ou cinq jours, puis on renouvelle le même pansement, en ayant soin de conserver ou d'augmenter, selon les résultats obtenus, les dimensions du corps étranger destiné à rétablir le conduit auditif; il est nécessaire de continuer ce pansement jusqu'à ce que la cicatrisation soit complète.

Je crois devoir donner à l'appui des idées que je viens d'émettre une observation de rétrécissement du conduit auditif externe de l'oreille, observé chez une jeune fille de dix-huit ans.

OBSERVATION II.

Mademoiselle X..., âgée de dix-huit ans, douée d'un tempérament lymphatique, fut réglée à un âge avancé, mais depuis cette époque n'a éprouvé dans la menstruation aucune irrégularité. A l'âge de dix ans, elle éprouva des douleurs d'oreille dont ses parents ne s'occupèrent pas à cause de leur peu d'intensité ; mais bientôt survint un écoulement purulent assez abondant pour inquiéter les parents de la jeune fille et les engager à recourir aux conseils de l'homme de l'art. Le médecin prescrivit des injections émollientes et un vésicatoire au bras. Trois mois après le début de ce traitement, tout écoulement disparut, et l'on croyait la jeune fille guérie ; mais deux mois s'étaient à peine écoulés, que l'on s'apercevait qu'elle entendait moins de cette oreille ; cependant, comme elle n'offrait aucun signe extérieur de maladie, on crut convenable de ne pas consulter le médecin.

Mademoiselle X... reste dans cet état jusqu'à l'âge de dix-huit ans, époque où sa mère, contrariée d'avoir une fille sourde, la confia à nos soins (12 février 1859). Un examen attentif nous démontra l'oblitération complète du conduit auditif externe, due à l'adhérence de ses deux parois opposées, l'impossibilité de pénétrer au delà de ce point à l'aide d'un stylet, et enfin l'intégrité du nerf auditif, puisque la malade percevait les sons, bien qu'avec moins de netteté que du côté opposé, et comme si les sons traversaient un voile qui en diminuât l'intensité et la netteté.

Je proposai alors à notre jeune malade la petite opération, et sur son acceptation, j'y procédai immédiatement, c'est-à-dire, détruisis les adhérences à l'aide du bistouri, incisai les téguments du côté gauche jusqu'à l'os, et plaçai dans le conduit auditif externe un bourdonnet de charpie enduit de cérat.

Le 17 février, la malade vint nous voir, ainsi que nous le lui avions recommandé ; elle avait légèrement souffert pendant les trois premiers jours, puis la douleur s'était calmée le 16 février. Nous enlevâmes le pansement, constatâmes que les choses étaient en bon état, et continuâmes le même pansement.

19 février. — Aucune particularité n'est digne de mention.

24 février. — La cicatrisation paraît presque complète, c'est à peine si les bourdonnets de charpie sont recouverts d'une légère couche de pus ; la malade entend aussi distinctement que du côté opposé, et le conduit auditif offre un calibre normal.

Le 2 mars, il n'existe plus de suppuration, la cicatrisation est achevée, et nous conseillons à la malade de porter simplement dans l'oreille un bourdonnet de charpie pendant un mois.

Le 6 avril, la malade vient nous revoir et nous faire constater une dernière fois les heureux résultats de notre traitement.

D'autre part, j'ai déjà démontré que l'inflammation du conduit auditif externe peut avoir pour conséquence, si elle est négligée par le malade, un rétrécissement ou une oblitération qui nécessitera de la part du médecin une légère opération.

L'inflammation de la membrane du tympan sera souvent suivie d'une perforation qui permettra à l'air extérieur et aux liquides de s'introduire dans les cavités de l'oreille, et exposera le malade à des recrudescences inflammatoires.

Quant à l'otite interne, elle entraîne toujours avec elle un pronostic assez grave ; le plus souvent en effet elle se prolonge et passe à l'état chronique, et quand elle est suraiguë, elle détermine souvent l'inflammation du périoste, du tissu osseux et même des méninges, inflammation dont je n'ai pas besoin de rappeler la gravité.

Souvent, lorsque ces complications ne surviennent pas, elle est suivie de surdité complète.

Le danger des inflammations et des obstructions de la

trompe d'Eustache est bien connu depuis les nombreux travaux qui ont été publiés sur ce sujet : une surdité plus
ou moins intense en est ordinairement la conséquence.

DES MOYENS PROPRES A EXAMINER LE CONDUIT AUDITIF EXTERNE.

Depuis qu'on s'occupe de la guérison des affections de
l'oreille, on a cherché le moyen d'éclairer le fond de ce
conduit ; jusqu'à présent on n'y est arrivé que fort imparfaitement, et toujours avec des moyens difficiles, ou qui souvent empêchaient de faire aucune opération d'une manière
certaine. Aussi Clelland recommande une lentille montée
sur un manche, et derrière laquelle on place une bougie.
Bozzini se servait aussi d'une bougie et d'un miroir concave. Deleau mettait une bougie entre deux verres concaves ; mais la lumière produite par ce moyen est trop
faible, dit Kramer. Buchanam remplaçait les verres concaves par deux forts verres convexes sans plus de succès.
Kramer a imaginé un appareil très-compliqué au moyen
d'une forte lampe et de verres convexes ; moyen très-
incommode et donnant des résultats peu satisfaisants.

M. Bonnafond est venu proposer un nouvel instrument
qu'il a nommé *otoscope ;* il faut que cet instrument n'ait pas
répondu à l'attente de l'auteur, car nous n'avons pu nous
le procurer en le faisant demander chez les couteliers de
Paris, Charrière, Mathieu, Capron, etc. (1).

Il est cependant un moyen bien simple d'éclairer le conduit auditif externe. Lorsqu'on a les rayons du soleil à sa
disposition, on place le malade assis de côté et de manière
qu'il présente le côté sain à la fenêtre ; puis, après avoir

____

(1) **M.** Triquet a dernièrement conseillé l'usage d'une lampe à réflecteur.

redressé le conduit de l'oreille à examiner au moyen d'un spéculum, on prend un miroir concave de 10 centimètres de diamètre et l'on dirige les rayons du jour dans l'oreille. Ce moyen nous a toujours réussi pour voir l'oreille moyenne dans toute son étendue. Il est encore un procédé que sa commodité recommande d'une manière particulière : c'est l'emploi de lunettes ordinaires, dont un des verres est remplacé par un miroir de 8 à 10 centimètres de diamètre, dans lequel on a eu le soin d'enlever au centre une petite portion de l'étain de la glace. Ce moyen l'emporte sur tous les autres, parce qu'il fournit abondamment les rayons lumineux, et qu'il laisse à l'opérateur les deux mains libres. Il est bon de faire observer que, si l'on se sert de ces lunettes, il ne faut pas se servir des rayons du soleil, parce qu'ils donnent trop de lumière (surtout en été), et qu'ils déterminent une chaleur fort incommode pour le patient.

Quant au spéculum, Fabrice de Hilden semble être un des premiers qui s'en soient servis.

Cet instrument a, dans ses perfectionnements, suivi la même marche que le speculum uteri. Il a d'abord été plein. M. Deleau donne la préférence à ce modèle. Le spéculum d'Itard est celui qui est le plus employé, malgré les modifications qu'y a apportées Kramer. Ce médecin en a diminué la longueur et recourbé un peu les valves. M. Triquet a ajouté au spéculum de Kramer une règle graduée en millimètres. Nous ne nous rendons pas bien compte de l'utilité d'une semblable modification. Pour nous, nous nous servons de préférence de celui d'Itard, en ayant la précaution, après avoir effacé la courbure du conduit, de présenter l'instrument de bas en haut et de le maintenir dans cette direction.

DU TRAITEMENT DE LA SURDITÉ.

« En supprimant la cause, on fait disparaître l'effet »,
écrivait Hippocrate il y a deux mille ans. Ce sont ces mots
que nous voulons inscrire en tête de ce chapitre ; car le
premier devoir du médecin appelé à donner ses soins à un
malade atteint de surdité, est de le soustraire à l'influence
des causes auxquelles il croit devoir attribuer cet état morbide, de lui conseiller d'éviter le grand bruit, les détonations, le froid, l'humidité, l'engager à préserver par la
chevelure, dont la nature n'a pas voulu seulement faire un
ornement de notre physionomie, à préserver l'oreille des
intempéries, du froid et de la poussière, et ainsi il aura
accompli la moitié de sa mission que l'indication des remèdes
appropriés complétera.

S'il existe des corps étrangers, une accumulation du
cérumen, des polypes du conduit auditif ou métapharyn-
gien, des angines, amygdalites ou états organiques de cette
glande, etc., aucun traitement autre que celui qui sera
dirigé contre ces affections, ne sera rationnel et n'aura de
chance de succès.

De même il est de toute évidence qu'il faudra tenir
compte du tempérament du malade et des causes qui ont
pu amener la surdité, telles que les affections rhumatis-
males, typhoïdes, la scrofule, l'usage des boissons alcoo-
liques.

Ces réflexions préliminaires étant faites, je passe à l'étude
des nombreux moyens qui ont été préconisés contre la surdité, et que je diviserai en moyens locaux, moyens généraux, procédés opératoires.

I. Moyens locaux. — L'électricité, le magnétisme, les révulsifs, les émissions sanguines et les émollients, sont les moyens locaux qui ont été préconisés contre la surdité, et que j'ai assez souvent employés dans le cours des années précédentes, pour qu'il me soit permis d'émettre mon opinion à leur sujet.

1° *Électricité.* — Expérimenté par Kramer (de Berlin), Magendie, Jobert (de Lamballe), Ménière, le fluide électrique ne peut donner de succès que dans les surdités dues à un trouble dynamique, les surdités nerveuses. Il convient donc, avant de faire usage de la pile, ou mieux de l'appareil électro-magnétique de M. Breton ou de M. Gaiffe, de s'assurer que la surdité n'est pas due à l'une des nombreuses causes que nous avons signalées, et dont le siége est, soit l'oreille externe, moyenne ou interne, soit la trompe d'Eustache.

Ce sera seulement quand une exploration minutieuse et attentive n'aura donné que des résultats négatifs, que l'emploi en sera justifié. Peut-être, néanmoins, existera-t-il une lésion qui aura échappé à l'observation ; mais on ne devra attribuer cette erreur qu'à l'imperfection des moyens d'investigation dont dispose le médecin. Repoussez surtout le fluide électrique dans les cas où, simultanément avec la surdité, il existera de la céphalalgie, de l'embarras dans la parole, de l'engourdissement et des fourmillements des membres, signes certains d'une affection cérébrale que les courants électriques pourraient exaspérer. N'a-t-on pas cité des exemples de malades qui avaient vu une paralysie incomplète devenir absolue sous l'influence de l'irritation qu'avaient produite dans les centres nerveux des courants électriques ?

Dans la surdité nerveuse, se développant avec lenteur, atteignant des personnes prédisposées par des antécédents héréditaires et d'un âge assez avancé, dans les surdités qui accompagnent les attaques d'hystérie ou l'administration trop longtemps prolongée du sulfate de quinine, alcaloïde dont l'action sur la pulpe cérébrale est aujourd'hui incontestable ; dans la surdité qui survient chez les jeunes filles sujettes à de fréquentes attaques de migraine, et enfin dans celle qui est accompagnée de paralysie faciale, dont le début a été subit, et qui est due à l'impression du froid ; dans ces cas, les courants électriques pourront et devront être administrés, et chez certains malades le succès le plus complet couronnera cette médication. Mais, qu'on le sache bien aussi, il ne faut jamais espérer d'heureux résultats d'une manière absolue ; il faut savoir qu'à côté d'une série de succès se placera bientôt une série de revers ; que beaucoup de médecins ont affiché des succès fabuleux qui ne se sont jamais renouvelés entre les mains de leurs confrères ; que d'autres ont attribué aux courants électriques des résultats qui n'étaient dus qu'à l'évolution naturelle de la maladie. Quoi qu'il en soit, ces courants ne devront pas être d'une intensité trop grande, et seront dirigés de la partie antérieure à la partie postérieure de l'oreille ou de haut en bas.

2° *Magnétisme.* — Le magnétisme avait trop d'affinité avec l'électricité pour ne pas être expérimenté dans les cas de surdité nerveuse contre lesquels tous les remèdes viennent si souvent échouer l'un après l'autre, et qui jettent les malades dans un désespoir tel, qu'ils saisissent toutes les ancres de salut qu'on leur propose ; aussi ne devons-nous pas nous étonner des tentatives du baron Dupotet, tentatives que nous croyons inutiles, sinon irrationnelles. — D'ailleurs les faits ont parlé : qu'on nous cite un exemple de surdité nerveuse guérie par le magnétisme !

3° *Révulsifs.* — Cette médication, si souvent employée dans les diverses variétés de la surdité, mérite de notre part une attention spéciale. — Souvent les révulsifs ne sont conseillés aux malades que dans le but unique de les tranquilliser et de leur laisser l'espoir d'une guérison prochaine.

D'autre part, des médecins humoristes, ne voyant dans certains cas de surdité, lorsque cette affection survient à la suite des éruptions supprimées, qu'une métastase, un état morbide causé par le transport d'un principe morbide vers l'appareil auditif, ont pour but, en employant les révulsifs, d'établir une dérivation, de chasser au dehors les humeurs accumulées dans l'oreille. Vaine théorie qu'on est étonné de retrouver au xix° siècle ; l'expérience n'a-t-elle pas appris que jamais ces espérances n'ont été réalisées, et que les moyens ordinaires n'ont pu réussir à détourner ces humeurs qui n'existent que dans l'imagination des médecins !

Les otorrhées chroniques, les inflammations difficiles à se résoudre de l'appareil auditif, sont les seuls cas où l'on puisse employer les révulsifs. Kramer pense qu'ils sont plutôt nuisibles qu'utiles dans les cas de surdité nerveuse.

Quant aux divers moyens que l'on devra employer, ce sont les cautères, les moxas, les sétons, les vésicatoires, et les onctions avec la pommade stibiée ; je donnerais peut-être la préférence à ce dernier moyen, dont les effets sont intenses et le mode d'application facile.

« D après les faits de ma pratique, dit Saissy, et ceux

» que mes confrères m'ont fournis, il est prouvé pour moi
» que les vésicatoires, les cautères surtout, appliqués sur la
» région de l'apophyse mastoïde, attirent des congestions
» dans les cellules mastoïdiennes au lieu de les en débar-
» rasser; ainsi ces exutoires peuvent devenir une cause de
» surdité. » On devra donc être très-modéré dans l'emploi
que l'on en fera.

4° *Émissions sanguines*. — 5° *Émollients*. — Voici
maintenant un ensemble de moyens dont l'efficacité est
moins douteuse. Je veux parler des émissions sanguines
locales ou générales, et des émollients, de la médication
antiphlogistique, en un mot. Les émissions sanguines ont
été de toute antiquité employées contre les accidents inflammatoires, quel qu'en fût le siége. On conçoit donc facilement que l'idée soit venue de les appliquer au traitement
de l'otite externe, moyenne ou interne, et je puis affirmer
avec l'autorité que me donnent les résultats heureux des
nombreux cas dans lesquels je l'ai employée, que cette
médication sera le plus souvent suivie de succès. Rarement
il sera nécessaire de recourir à la saignée du bras, et le
plus ordinairement il suffira d'appliquer des sangsues au
pourtour de l'oreille. Il est, je crois, inutile d'insister sur
la nécessité d'en appliquer un assez grand nombre pour
ne pas augmenter les accidents congestifs. Dans certains
cas d'otites internes ou externes, nous nous trouvons bien
de l'application des sangsues dans le conduit auditif
externe.

Dans l'intervalle des émissions sanguines locales, et pour
aider les antiphlogistiques, on emploiera les injections, les
instillations de liquides émollients, les bains. Nous devons
ici formuler nettement nos idées sur les injections et préve-

nir le lecteur que, si l'on entend par ce mot la projection violente du liquide dans l'intérieur [de l'oreille, nous proscrivons ce moyen de toutes nos forces. Nous n'admettons dans le traitement de l'otite externe que des espèces de bains locaux, faciles d'ailleurs à administrer, puisqu'il suffit de faire pencher la tête du côté sain, et de verser doucement dans l'oreille malade de l'eau de guimauve ou de graine de lin tiède que l'on y laisse pendant plusieurs minutes, et que l'on renouvelle quand elle se refroidit. Il est des injections composées que nous ne saurions trop recommander, car elles se sont toujours montrées d'une efficacité certaine entre nos mains dans les otites externes (otorrhée purulente). Elles se font avec :

Eau tiède.................... 100 grammes.
Chlorure d'oxyde de sodium.... 4   —

Les instillations de liquides médicamenteux, tels que l'huile de cajeput, l'huile d'ail, le suc d'oignon, la teinture de castoréum, l'eau de Cologne, etc., etc., n'ont jamais été utiles qu'aux personnes qui les ont ordonnées ; je n'y insiste donc pas ; mais je crois devoir consacrer quelques lignes aux instillations d'éther si vantées dans ces derniers temps.

6° *Traitement de mademoiselle Cléret, par l'éther sulfurique.* — Vers le mois d'août 1855, mademoiselle Cléret, institutrice, demanda un secours à M. le ministre de l'instruction publique, donnant à l'appui de sa demande le motif qu'elle était parvenue à trouver un moyen capable de faire entendre les sourds-muets. Ce moyen, que le hasard lui avait fait découvrir, consistait dans l'emploi de l'éther sulfurique versé directement dans le conduit auditif externe, à la dose de 4, 5, 6, 8 gouttes par jour. On continuait pendant vingt jours environ l'emploi de ce moyen, puis on cessait pendant quelques jours pour reprendre ensuite.

Une commission fut alors nommée par le ministre, commission composée de MM. Lélut, Béhier et Bérard, et qui ne constata que les résultats incomplets d'expériences non terminées, que des améliorations que l'on ne pouvait regarder comme définitives, qui ne donnèrent à la place de faits que de simples affirmations. De sorte que tout le corps médical resta, après la lecture de ce rapport, dans la même irrésolution, et que M. Ménière, médecin des sourds-muets de Paris, put écrire dans l'*Impartial*, journal de l'enseignement des sourds-muets : « Tant que l'on n'aura » pas au préalable établi par un examen approfondi l'état » particulier d'un sourd-muet quelconque ; tant que le pré- » tendu traitement aura été commencé avant d'avoir soumis » l'enfant à des épreuves longues et multipliées, il sera » impossible de tirer aucune conclusion de ces travaux, » placés en dehors des règles d'une saine critique. »

D'autre part, M. Ménière se livra lui-même, sur les enfants de l'institution des sourds-muets, à des expériences dont il donna les résultats dans la séance du mardi 11 septembre 1860. Avant d'arriver aux conclusions, ce médecin, dans un préambule que nous ne pouvons nous empêcher de citer, nous les fait pressentir :

« Il n'est personne, dit M. Ménière, qui, en présence » d'un sourd-muet, ne se demande si la guérison d'une » aussi déplorable infirmité est impossible, et si l'on a » épuisé tous les moyens d'arriver à ce résultat si désirable. » Les gens de l'art, comme les gens du monde, quand ils » pénètrent dans une institution de sourds-muets, ne man- » quent jamais d'adresser au médecin cette question bien

» simple : En guérissez-vous quelques-uns ? Et quand
» nous leur répondons qu'on ne guérit pas la surdi-mutité,
» qu'on n'a jamais guéri de sourds-muets ; que toutes les
» histoires de guérison de cette maladie, si complaisamment
» reproduites dans certains ouvrages, n'ont aucun carac-
» tère d'authenticité ; que ces prétendus faits ne résistent
» pas à la critique la plus simple, qu'aucun d'eux n'est
» appuyé de preuves suffisantes ; qu'en un mot, les sourds-
» muets véritables, ceux dont l'état est régulièrement con-
» staté, restent invinciblement sourds-muets ; ces curieux
» paraissent tout surpris et même incrédules, tant on a de
» peine à croire à l'incurabilité d'une maladie qui n'altère
» en rien la santé de l'individu. »

Et il ajoute : « Invité par l'autorité à répéter les expé-
» riences de mademoiselle Cléret, nous avons choisi dix
» élèves de quatorze à quinze ans, instruits, intelligents
» et doués d'un bon jugement. Chez tous, les oreilles
» étaient absolument exemptes de lésions matérielles ap-
» préciables ; chez deux seulement la surdité était con-
» génitale, et, de plus, incomplète ; car tous deux enten-
» daient un peu de l'oreille gauche. Nous notons ce fait,
» qui est beaucoup plus commun qu'on ne le suppose, et
» qui explique les erreurs où tombent si facilement les
» personnes inexpérimentées, qui s'ocupent par hasard
» du traitement de la surdi-mutité. Ces expériences ont
» été commencées le 26 avril 1860 ; l'éther a été employé
» à la dose de 5 à 8 gouttes. Généralement l'impression
» de l'ether sur la membrane du tympan nous a paru
» très-vive ; souvent même le sujet nous la dépeignait
» comme fort douloureuse ; la sensation de chaleur et de
» battements artériels persistait quelquefois pendant deux

» heures et même davantage. Chez nul de nos élèves, à
» l'exception d'un seul, il ne s'est manifesté aucun accident
» de nature franchement inflammatoire. Nous n'avons pas
» trouvé de rapprochement entre la douleur occasionnée
» par l'éther et le degré de sensation auditive appartenant
» à l'une ou à l'autre oreille.

» Ces tentatives ont duré plus de deux mois. Au début,
» et chez la plupart des sujets en expérience, il s'est ma-
» nifesté une certaine aptitude à percevoir quelques im-
» pressions sonores. Mais ce mieux-être n'a pas persisté,
» et, en somme, il résulte des déclarations des élèves eux-
» mêmes (déclarations écrites, dont M. Ménière donne
» lecture), que deux seulement, MM. Format et Duvivier,
» ont exprimé, sous forme dubitative, l'opinion qu'ils en-
» tendaient un peu mieux. Tous les autres n'ont éprouvé
» aucune amélioration dans leur état. »

Nous n'avons pas eu l'occasion de répéter les expériences de mademoiselle Cléret chez des sourds-muets,
nous avons donc dû nous contenter de citer les sages
paroles de M. Ménière; mais nous avons employé plusieurs fois les injections de vapeur d'éther dans l'oreille ou
dans la trompe d'Eustache, et souvent nous avons obtenu
des succès assez rapides et assez durables, pour qu'il nous
soit permis de les préconiser : c'est surtout dans les surdités nerveuses que nous les avons conseillées, et que les
malades en ont obtenu d'heureux résultats.

7° *Douches forcées.* —Il y a quelques années on avait
préconisé les douches, et nous avons vu M. Bonnet employer ce moyen. Les réflexions que nous venons de faire
au sujet des injections suffiraient pour nous faire proscrire
ce mode de traitement, si l'exemple de l'illustre chirurgien

de l'Hôtel-Dieu de Lyon, qui l'avait rejeté au bout de peu de temps, ne nous y autorisait aussi. Les douches légères de vapeur d'éther ou de chloroforme sont les seules que nous ayons employées avec succès dans quelques cas de surdité nerveuse et que nous soyons en droit de conseiller.

8° *Hydrothérapie.* — Dans quelles maladies n'a-t-on pas administré l'eau froide depuis les succès de Priestnitz? Malheureusement il n'est pas de moyen en thérapeutique que l'on puisse décorer du titre de remède universel ; il en est ainsi de l'eau froide, qui m'a donné d'excellents résultats dans les névroses, les fièvres intermittentes, les débilités de l'économie, et qui ne m'a laissé à enregistrer que des revers lorsque je l'ai appliquée à la curation de la surdité.

II. Moyens généraux. — Il n'est pas besoin de nous étendre sur les moyens généraux employés pour guérir la surdité. Tous les médecins savent qu'il y a des constitutions qu'il faut modifier, selon la prédominance de telle ou telle manifestation organique. Aussi tantôt on emploiera le fer, tantôt le quinquina, l'iode, l'huile de foie de morue, en appropriant l'hygiène au traitement mis en usage. Mais une chose sur laquelle nous insistons, c'est qu'à la fin d'un traitement, quelle que soit la cause de la maladie, on termine par la gymnastique de l'organe, comme l'a démontré M. Philippe en 1850.

III. Procédés opératoires. — J'aborde maintenant les procédés opératoires auxquels on peut avoir recours dans les affections de l'oreille, c'est-à-dire l'extraction des corps étrangers, des polypes, la perforation de la membrane du tympan et des cellules mastoïdiennes, et enfin le cathétérisme de la trompe d'Eustache.

1° *Extraction des corps étrangers et des polypes.* —

Quand les corps étrangers ne consistent qu'en des liquides, tels que du pus, il suffit d'avoir recours à des injections légères d'eau tiède fréquemment répétées ; mais si ce sont des concrétions et du cérumen, on devra employer des liquides dissolvants et les introduire dans le conduit auditif externe : l'huile, l'eau alcaline, sont les liquides les plus usités ; si néanmoins le cérumen s'est concrété, durci, le chirurgien glissera une curette contre la paroi inférieure du conduit auditif et cherchera à attirer au dehors la masse de cérumen, comme il ferait pour un corps étranger. Ces derniers nécessitent en général l'emploi d'une pince à pansement ; cependant, lorsqu'ils sont constitués par un insecte, il est bon de s'assurer s'il est vivant ou mort, et dans le premier cas, de le tuer à l'aide d'une injection d'huile, d'eau acidulée ou de quelque autre liquide, de chercher ensuite à l'entraîner au dehors par des injections réitérées d'eau tiède. Ces moyens m'ont en général réussi, ainsi qu'à la plupart des médecins.

On a préconisé contre les polypes du conduit auditif externe tous les procédés opératoires mis en usage contre les productions analogues des fosses nasales et de l'utérus, c'est-à-dire l'excision, la ligature, la cautérisation ou l'arrachement ; ce n'est pas ici le lieu d'indiquer le manuel de ces diverses opérations. J'ajouterai seulement que l'excision m'a souvent réussi, et que contrairement à ce que j'ai observé pour les polypes des fosses nasales, les polypes de l'oreille n'ont pas répullulé après cette opération. D'ailleurs, pour plus de sûreté, on peut cautériser le point d'implantation de la production morbide.

L'arrachement est aussi une excellente méthode que le succès couronnera le plus souvent.

2° *Perforation de la membrane du tympan.* — Chose

bien remarquable, l'idée de cette opération a trouvé son origine dans une erreur anatomique! Revirenus, pensant, ainsi que ses contemporains, que la membrane du tympan présentait un orifice, proposa contre l'occlusion supposée de cette membrane la perforation artificielle que Cheselden pratiqua le premier, et que A. Cooper préconisa. Dans un travail récent inséré dans la *Gazette médicale de Lyon* (1), M. Philippeaux dit que la première opération de ce genre qui ait été faite en France fut pratiquée par un aventurier, Fabre d'Ollivet. Il n'indique pas de date certaine, seulement il semble que ce serait plusieurs années après le succès de Cooper, vers 1810 ou 1811. M. Triquet cite le même fait sans rien préciser non plus. Voici, je crois, quelque chose de décisif à cet égard.

A l'article TYMPAN du *Dictionnaire de médecine*, Ribes dit positivement : « Je crois être le premier qui ait en France » pratiqué la perforation de la membrane du tympan. » Voici dans quelles circonstances :

» Au mois de février 1803, M. Vitet, instituteur des » sourds-muets à Bordeaux, dont l'épouse, âgée de dix- » huit ans, était sourde et muette de naissance, vint me » consulter pour savoir si la perforation du tympan, pra- » tiquée par Cooper à Londres, pourrait être employée » sur sa femme avec quelque espoir de succès. Cette dame » entendait les battements d'une montre entre ses dents, » le bruit des voitures qui passaient près d'elle, l'aboie- » ment des chiens, les grands mouvements de l'orchestre » de l'Opéra, et en général les sons très-forts. L'opération » fut pratiquée, et en définitive madame Vitet n'entendit » pas mieux qu'auparavant. »

____

(1) *Gazette*, 1863.

Aujourd'hui l'erreur anatomique de Revirenus est reconnue, et Itard, Deleau, ne conseillèrent plus la perforation dans le but de rétablir des voies fermées, mais dans
les cas où il existe une collection de pus ou de mucosités
dans l'oreille moyenne, dans les cas d'obstruction de la
trompe d'Eustache ou d'épaisseur de la membrane du
tympan. Malheureusement, s'il est vrai que l'on retire
de cette opération d'excellents résultats lorsqu'il existe
du pus ou des mucosités derrière la membrane du tympan,
il est non moins vrai que le diagnostic de cette accumulation purulente est le plus souvent très-difficile, et que
l'issue spontanée du pus ou des mucosités à travers l'oreille
externe est ordinairement le seul signe certain de leur
existence. Néanmoins si le malade, après avoir éprouvé
des douleurs vives dans l'oreille, douleurs s'irradiant dans
les parties environnantes et ne lui laissant pas un seul
instant de repos, n'éprouve pas de calme, mais au contraire un accroissement des phénomènes morbides, une
intensité plus grande de la fièvre, de la dureté et de la
fréquence du pouls, de la chaleur de la peau, une soif
ardente...; s'il est probable, d'après ces phénomènes, que
du pus s'est formé dans la caisse, la perforation de la
membrane du tympan procurera au malade un soulagement rapide.

Cette petite opération sera non moins utile dans les cas
d'accumulation de sang dans la caisse ou d'épaississement
de la membrane tympanique; elle a été souvent, en effet,
suivie de succès dans des cas semblables, d'après les récits
des médecins versés dans l'étude des maladies de l'oreille.
Avant de la proposer au malade, il faudra toutefois s'assurer avec soin de la présence du sang ou de l'épaississe-

ment de la membrane tympanique, diagnostic souvent bien difficile à poser.

Enfin la perforation de la membrane du tympan a été préconisée dans les obstructions invincibles par le cathétérisme de la trompe d'Eustache, dans le but de rétablir la communication de la caisse avec l'air extérieur.

Cette question mérite d'être examinée en quelques lignes.

Faut-il pratiquer la perforation toutes les fois qu'une montre appliquée sur les tempes ou l'apophyse mastoïde n'est pas entendue par un sourd ?

Il faudrait d'abord démontrer que ce signe dénote une paralysie du nerf auditif, et malheureusement l'expérience ne s'est pas encore assez prononcée en ce sens pour admettre cette conclusion. Comme nous l'avons dit plus haut, l'absence de perception des battements de la montre n'empêche pas l'ouïe de se rétablir parfaitement.

La perforation de la membrane tympanique, employée dans ce cas, est toujours d'un succès aléatoire. Kramer, Itard, Deleau, l'ont pratiquée maintes fois sans résultat. Ribes, dont nous venons de citer une observation, l'essaya pour l'obturation de la trompe d'Eustache, et ne réussit pas. Aussi cet auteur dit-il dans sa *septième conclusion sur la perforation de la membrane du tympan :*

« On ignore jusqu'à quel point la perforation de la » membrane du tympan peut influer sur l'ensemble de » l'action de l'organe. Je crois qu'on peut d'avance affir- » mer que l'audition ne sera jamais parfaitement rétablie, » et que l'individu sur lequel on aura fait cette opération, » quelle qu'en soit la réussite, sera toujours plus ou moins » dans la condition d'une *personne sourde.* Enfin, d'après » l'opinion de plusieurs auteurs très-estimés, l'ouverture

» du tympan *entraîne tôt ou tard la perte de l'audi-*
» *tion.* »

Ainsi, l'opportunité de cette opération est loin d'être démontrée. Comme le dit M. Velpeau, elle doit être rejetée tant qu'elle n'est pas indispensable, car la réussite en est toujours plus que problématique, excepté dans le cas de matières accumulées dans la caisse ou d'épaississement du tympan.

D'ailleurs, quand on a perforé la membrane, il reste à vaincre une difficulté qui nous paraît très-sérieuse, c'est de conserver l'ouverture qu'on a faite. On a essayé beaucoup de moyens, mais nous n'en connaissons pas encore de véritablement efficace. Ceux-ci ont proposé un petit morceau de sonde de gomme élastique ; ceux-là se contentent de mettre quelques brins de charpie enduite de cérat ; enfin, d'autres se servent d'un morceau d'éponge préparée. Ce dernier moyen nous semble d'une efficacité fort douteuse, car le gonflement opéré par cette substance doit nécessairement blesser le tympan toutes les fois qu'on le retire, et déterminer une irritation vive.

Mais il y a pour remédier à l'obstruction de la trompe d'Eustache un moyen beaucoup plus sûr que l'ouverture pure et simple du tympan, c'est le cathétérisme de la trompe à travers l'ouverture de la membrane.

Quoi qu'il en soit, on peut, pour pratiquer la perforation, employer la cautérisation, la ponction ou l'excision.

Pour faire la ponction de la membrane du tympan, il faut bien éclairer le conduit externe, faire tirer par un aide le pavillon de l'oreille en haut et en dehors, conduire alors un trocart dont la pointe est rentrée dans la canule, le long de la partie inférieure du conduit auditif, et le

porter à la partie antérieure et inférieure de la membrane,
afin d'éviter le manche du marteau.

Quand une résistance avertit l'opérateur qu'il a atteint
la membrane du tympan, celui-ci pousse le poinçon, et
pénètre ainsi dans la caisse : mais encore faut-il avoir soin
de maintenir la canule d'une main, afin de ne faire pénétrer
dans la cavité moyenne de l'oreille que la partie de l'instrument qui déborde la canule, et non la canule elle-même.

On se sert, en général, pour pratiquer l'excision, d'un
instrument inventé par Himly, et modifié par M. Deleau.

Cet instrument consiste en une canule à bords tran-
chants, dans laquelle se trouve une tige évidée en tire-bouchon et terminée par un disque tranchant. Si l'on porte
l'instrument sur la membrane, et si l'on imprime un mouvement de rotation à la tige, de façon à la faire pénétrer à
la manière d'un tire-bouchon, puis si on lâche un ressort
dont la détente ramène le disque vers l'extrémité coupante
de la canule, une partie de la membrane se trouve ainsi
enlevée circulairement.

DE LA PERTE DE LA MEMBRANE DU TYMPAN.

Plusieurs causes peuvent amener la perte de la membrane du tympan. M. Triquet nie que cette absence soit
jamais congénitale, et Kramer l'admet. Quant à nous, nous
ne l'avons jamais rencontrée chez les jeunes enfants. Souvent il arrive que des malades, en voulant se nettoyer les
oreilles, perforent la membrane tympanique ; de même du
cérumen longtemps accumulé peut l'user peu à peu ; une
injection poussée trop fortement peut aussi quelquefois
en amener la rupture ; d'autres fois l'inflammation de cette

membrane a pour résultat sa destruction. Nous ne nous arrêterons pas à l'histoire de cette maladie, car elle demanderait d'assez longs développements, et ce serait dépasser le but que nous nous proposons d'atteindre. Nous ne voulons parler que du moyen de remédier à cette infirmité. Nous disons infirmité, car tous ceux à qui il arrive un semblable accident sont plus ou moins sourds ; c'est ce qui nous rend si circonspect pour proposer la perforation du tympan pour remédier à la surdité.

Cependant, quand la perte du tympan existe et qu'elle amène la surdité, il est un moyen de diminuer cette surdité, et quelquefois même de la faire presque disparaître. Ce moyen n'est pas de nous, mais d'un médecin anglais, M. Jeassby, qui l'a, dit-il, très-souvent employé avec succès. Voici comment il le décrit : On prend une très-petite quantité de coton, on trempe celui-ci dans un liquide, puis on l'introduit sans le comprimer, à l'aide d'un stylet, dans le conduit auditif, vers le point où manque la membrane. Nous avons eu occasion d'employer ce moyen deux ou trois fois, et avec succès (1).

1° *Perforation des cellules mastoïdiennes.* — Les anatomistes ayant démontré la communication des cellules de l'apophyse mastoïde avec la caisse du tympan, et l'observation ayant prouvé que des malades avaient recouvré l'ouïe à la suite de la perforation spontanée de la saillie mastoïdienne, il ne restait plus qu'un pas à faire pour introduire dans la médecine opératoire et la thérapeutique chirurgicale la trépanation des cellules de l'apophyse mastoïde. Et cependant cent ans s'écoulèrent avant que l'on

____

(1) Notamment chez le fils d'un de nos confrères.

tirât du fait anatomique découvert par Vésale cette déduc-
tion pathologique. A Riolan appartient l'honneur d'avoir
conçu cette idée; au chirurgien prussien Jasser, la gloire
d'avoir le premier pratiqué l'opération. Un malade étant
affecté de carie de l'apophyse mastoïde, et ayant été guéri
de cette affection par Jasser, accepta la proposition que lui
fit ce chirurgien de lui trépaner l'apophyse mastoïde du
côté opposé pour le guérir de la surdité de l'oreille cor-
respondante, qu'il éprouvait depuis plusieurs années. Il
eut le bonheur d'obtenir un aussi heureux résultat de cette
opération que de la première.

Un tel succès devait avoir et eut en effet un grand reten-
tissement; bientôt quatre chirurgiens distingués la répé-
tèrent, et quatre fois la surdité disparut. Peut-être es-
péra-t-on à cette époque avoir trouvé le moyen de faire
disparaître l'une des plus terribles infirmités qui puissent
affliger l'homme; malheureusement cette espérance ne
devait pas durer longtemps. Jean-Just Berger, médecin
du roi de Danemark, s'étant soumis à l'opération et étant
mort douze jours après d'une méningite, ce funeste résultat
la fit tomber dans un tel discrédit, que dans l'espace des
trente années qui s'écoulèrent ensuite, on n'en cite qu'un
seul cas, couronné d'ailleurs de succès, et que de nos
jours personne, je crois, ne l'a jamais pratiquée. Cependant M. Richet, dans son *Traité d'anatomie chirurgicale*,
a écrit que peut-être on s'était trop hâté de la repousser :
« Certes, dit-il, il n'est jamais sans danger d'agir sur les
» os, surtout au voisinage du cerveau ; cependant il faut
» remarquer que l'apophyse mastoïde n'est qu'un appen-
» dice du crâne, et non, à proprement parler, une de ses
» parois ; qu'il n'est pas nécessaire d'ailleurs, pour obtenir

» le résultat qu'on cherche, c'est-à-dire la pénétration de
» l'air dans la caisse, d'opérer un grand délabrement;
» en sorte qu'une simple perforation suffisant à obtenir
» ce résultat, une inflammation intense doit être un fait
» exceptionnel et très-rare. » Entreprise d'ailleurs par
d'autres chirurgiens, par Weber (de Hammelbourg), par
exemple, et par notre prudent Boyer, cette opération n'a
déterminé aucun accident grave, et quoique ce dernier n'en
ait retiré aucun résultat avantageux, les brillants succès
obtenus par d'autres, contre une affection aussi incurable
et aussi pénible que la surdité, autorisent, il me semble,
de nouvelles tentatives. Dezeimeris, dans un article remarquable publié dans le journal *l'Expérience* (1838), conclut
qu'il ne faut pas rejeter complétement ce procédé, puisque
les succès obtenus sont plus nombreux que les revers.

Nous n'avons jamais pratiqué cette opération, et nous
allons par conséquent la juger, non d'après notre observation, mais d'après les faits cités par les auteurs et des considérations théoriques.

La guérison de la surdité à la suite de la trépanation de
l'apophyse mastoïde est-elle due au rétablissement de l'entrée de l'air dans la caisse du tympan? Mais elle a été ob-
tenue dans des cas où il n'existait pas d'obstruction de la
trompe d'Eustache; cette raison ne peut donc être admis-
sible pour tous les cas. Est-elle due à l'appareil auditif?
Peut-être; mais on ne peut en donner la preuve absolue.
Quoi qu'il en soit, s'il y a obstruction de la trompe d'Eustache, nous avons à notre disposition des moyens moins
dangereux que la trépanation et plus efficaces; et nous
devons, dans ce cas, repousser cette opération. Que si, au
contraire, la surdité est ancienne, due à un trouble dyna-

mique du nerf auditif, peut-être l'air, en excitant tout l'appareil, rétablira-t-il l'ouïe. Mais peut-être aussi cet heureux résultat ne sera pas obtenu, et même une méningite survenant, le malade aura-t-il le même sort que Berger.

En un mot, la trépanation de l'apophyse mastoïde est une opération que j'appellerai volontiers de complaisance, et à laquelle le médecin ne devra avoir recours qu'après avoir mis en usage tous les autres moyens thérapeutiques, et s'il est sollicité par le malade, bien prévenu des accidents possibles de l'opération.

La partie technique de ce procédé étant décrite dans tous les ouvrages, il est inutile de s'y arrêter ; mais nous insisterons sur le cathétérisme de la trompe d'Eustache, opération d'un usage fréquent et d'une efficacité reconnue.

2° *Cathétérisme de la trompe d'Eustache.* — La trompe d'Eustache est un conduit fibro-cartilagineux dans une partie de son étendue, osseux dans l'autre, communiquant d'une part avec la caisse du tympan, de l'autre avec le pharynx, et destiné à mettre la caisse en rapport avec l'air extérieur. Les deux portions fibro-cartilagineuse et osseuse ont à peu près la même étendue, c'est-à-dire 20 millimètres de long. Le calibre de la trompe n'est pas égal dans toute l'étendue de ce conduit, mais augmenté de la caisse à l'orifice pharyngien, et, tandis que l'orifice interne est assez long pour permettre l'introduction d'un stylet de trousse ordinaire, la partie osseuse du conduit n'offre pas plus d'un centimètre de longueur.

La trompe d'Eustache est rectiligne et se dirige de bas en haut, d'avant en arrière et de dedans en dehors, de la paroi pharyngienne à la caisse.

L'orifice pharyngien est situé sur le prolongement du

cornet inférieur et à la même hauteur; de sorte qu'une sonde rectiligne que l'on dirigerait suivant la concavité de ce cornet le rencontrerait infailliblement, mais ne saurait pénétrer dans la trompe dont la direction est oblique; aussi a-t-on donné aux sondes une courbure dirigée en dehors, en haut et en arrière.

On admet généralement que cet orifice est situé à 7 centimètres de l'ouverture antérieure des fosses nasales, à un centimètre et demi du bord postérieur de ce plancher.

La portion osseuse de la trompe est située dans l'épaisseur de l'apophyse pétrée et immobile, tandis que la partie cartilagineuse qui lui fait suite, et s'insère sur elle, présente quelques mouvements que lui imprime une portion des fibres des péristaphylins.

La trompe d'Eustache est tapissée par une membrane muqueuse dont l'épaisseur diminue à mesure que l'on approche de la caisse du tympan.

Müller a démontré, contrairement à l'opinion reçue jusqu'à lui, que les parois de la trompe appliquées l'une contre l'autre ne permettaient pas la libre communication de la caisse avec l'extérieur; que l'air de la cavité moyenne de l'oreille ne se renouvelait qu'autant qu'il se produisait un effort, et que la direction de la trompe, oblique en bas, en dedans et en avant, favorisait l'écoulement des mucosités de la caisse, but principal de l'existence de ce conduit.— Les filets nerveux que reçoit la trompe viennent du nerf trijumeau, mais ne donnent à la muqueuse du conduit qu'une sensibilité obtuse.

C'est seulement en 1724, qu'un maître de poste de Versailles, désireux de se guérir de la surdité dont il était atteint, imagina, après avoir étudié l'oreille, un traitement

destiné à porter les injections dans la trompe d'Eustache ;
mais ce ne fut que vingt ans plus tard que Douglas proposa
le cathétérisme de la trompe d'Eustache, idée qui fut
adoptée par plusieurs chirurgiens, mais bientôt oubliée.
Aussi peut-on dire que c'est aux médecins de notre époque
qu'appartient l'honneur d'avoir décidément introduit cette
opération dans l'arsenal thérapeutique des maladies de
l'oreille. C'est surtout M. Deleau qui a contribué à la ré-
pandre par le perfectionnement qu'il a apporté aux instruments destinés à la pratiquer.

La valeur de cette opération est aujourd'hui incontestable. Le cathétérisme n'est-il pas en effet un moyen de
diagnostic des plus précieux que le médecin ait à sa disposition ? n'est-il pas aussi un moyen thérapeutique des plus
utiles ? L'exploration de la trompe fournira, en effet, des
renseignements sur la perméabilité, et les injections de
liquides ou d'air permettront de démontrer la perforation
de la membrane du tympan, et l'engorgement de la cavité
de l'oreille moyenne.

Le cathétérisme de la trompe d'Eustache ou les injections ont été conseillés dans un grand nombre d'états
morbides, au premier rang desquels nous devons placer
l'obstruction du canal, quelle qu'en soit d'ailleurs la cause,
l'otite interne, l'otorrhée.....

Quelquefois l'obstruction est due à un simple dépôt de
mucosités que des injections multipliées feront disparaître ;
dans d'autres cas, elle reconnaît pour cause des brides, des
adhérences, des coarctations, dont un cathétérisme complet
pourra triompher.

L'introduction de la sonde peut être faite par la bouche
ou par la narine. C'est ce dernier procédé qui est généra-

lement adopté aujourd'hui. Le premier, dont on est redevable au maître de poste de Versailles, présente beaucoup de difficultés; il n'existe pas, en effet, de points de repère; des nausées et des vomissements sont provoqués par le contact des instruments, et les mouvements de la langue et du voile du palais viennent ajouter aux difficultés.

Ces inconvénients avaient d'ailleurs été entrevus par les membres de l'Académie de chirurgie, qui élevèrent des doutes sur la possibilité de pénétrer dans la trompe d'Eustache à l'aide du procédé que lui-même leur exposait.

C'est donc par les fosses nasales que doit se faire l'introduction de l'instrument; on choisit naturellement la fosse nasale qui est du côté malade.

L'instrument consiste en une tige d'argent, longue de 15 centimètres, creusée à l'intérieur, et percée à ses deux bouts. — Sa forme est celle d'un entonnoir dont la partie externe est évasée et peut recevoir la canule d'une seringue à injection, tandis que l'interne, destinée à pénétrer dans la trompe d'Eustache, n'a que 2 à 3 millimètres de diamètre. Elle est d'ailleurs légèrement courbée à cette dernière extrémité.

Pour pouvoir pratiquer facilement l'opération, on fait asseoir le malade sur une chaise; on renverse sa tête en arrière, et on la fait maintenir sur la poitrine d'un aide. Le chirurgien saisit alors la sonde, préalablement enduite de cérat ou d'huile, de la main droite et l'introduit dans la narine. La convexité de l'instrument doit suivre le plancher inférieur des narines. Arrivé à la partie postérieure des cornets, il suffit d'imprimer un léger mouvement latéral de dedans en dehors, pour que la sonde pénètre d'elle-même dans la trompe d'Eustache.

Procédé de M. Deleau. — M. Deleau préfère à la sonde métallique une sonde de gomme élastique, qu'il introduit à l'aide d'un mandrin d'argent sur lequel il la fait glisser dans l'ouverture de la trompe, après y avoir fait entrer ce conducteur. M. Deleau retire ensuite le mandrin, et peut alors pratiquer des injections d'eau ou d'air.

M. Triquet, dans la dernière édition de son ouvrage sur les maladies de l'oreille, a cru devoir consacrer un chapitre aux accidents occasionnés par le cathétérisme de la trompe d'Eustache. Il faut croire qu'ils sont rares, car je n'ai jamais rencontré autre chose qu'une impression désagréable éprouvée par le malade, des larmes coulant spontanément des yeux, et une douleur fort légère qui cesse d'elle-même sans le secours de l'art.

DES INJECTIONS DANS LA TROMPE D'EUSTACHE.

Pour faire des injections dans la trompe, on place le malade debout ou assis, et l'on pousse le liquide avec lenteur d'abord, et ensuite avec plus de force et de vitesse. Le malade ressent une assez vive douleur lorsque le liquide pénètre dans l'oreille, et l'on doit penser que le liquide injecté n'est pas arrivé jusque dans l'oreille moyenne lorsque le malade ne ressent pas cette douleur. Il faut alors dégager la sonde à l'aide de mouvements en divers sens, ou pousser l'injection avec plus de force, afin de forcer l'obstacle, s'il en existe un.

Les injections gazeuses ont été préconisées principalement par M. Deleau. C'est en général de la vapeur d'éther que l'on pousse dans la trompe et l'oreille moyenne. D'après M. Deleau, on reconnaîtrait l'accès de l'air dans la caisse à un bruit particulier que l'oreille placée près de celle de malade percevrait.

La caisse est-elle libre, dit M. Deleau, le bruit est comparable à celui qui résulte de la chute sur les feuilles d'un arbre, des premières gouttes d'une pluie fine tombant avec force; c'est, en un mot, un bruit de pluie. Si, au contraire, la trompe contient une certaine quantité de liquide, on entend une sorte de râle muqueux. Si enfin il existe un obstacle dans la trompe d'Eustache, l'air, revenant sur lui-même dès qu'il est arrivé au niveau de cet obstacle, détermine les vibrations du pavillon de la trompe, et par suite un bruit que ce médecin a désigné sous le nom de *bruit de pavillon*. Si l'oreille ne perçoit aucun bruit, on doit penser que le bec de la sonde s'est égaré en quelque point du pharynx.

Nous n'avons pas grande foi dans les injections de liquides par la trompe d'Eustache, car elles sont très-difficiles, elles exposent à de véritables dangers, et il est douteux qu'elles soient utiles si elles pénètrent dans la trompe. Selon nous, les vapeurs aériformes, comme l'éther ou l'air chargé de substances médicamenteuses, y pénètrent seules. La vapeur d'eau ne peut y arriver à cause de la faible tension sous laquelle il faut l'injecter. Quant aux injections caustiques, quoi qu'en puisse dire M. Triquet, elles ne sont pas non plus sans danger.

Tels sont les divers moyens employés à combattre la surdité. Nous allons maintenant rapporter un certain nombre d'observations qui placeront l'exemple à côté du précepte.

Obs. I. — *Surdité nerveuse.*

M. Dupasquier, avocat, place de l'Archevêché, 3, avait été obligé de quitter sa profession depuis trois ans, à cause d'une surdité qui lui était venue, sans cause appréciable : il avait demandé des conseils à MM. Tavernier et Barrier. Vainement on avait opéré le cathétérisme de la trompe et conseillé plusieurs moyens mis en usage dans ces cas. A notre examen, voici ce qu'il nous présente : Une montre appliquée sur les oreilles est à peine entendue ; si on l'éloigne de 5 centimètres, les sons ne pénètrent plus ; appliquée sur la région temporale et occipitale, c'est à peine si l'on entend les mouvements. La trompe d'Eustache est libre ; l'air pénètre très-bien dans la caisse, la membrane du tympan est sèche, et les glandes cérumineuses ne sécrètent pas ; le malade, au point de vue général, est délicat, nerveux, triste par suite de cette infirmité. Nous conseillons les injections de vapeur d'éther dans le conduit auditif externe, et l'usage des toniques à l'intérieur ; exercice au grand air.

Dix jours après l'application de ce traitement, le malade se trouve mieux ; l'audition a lieu à 15 centimètres. Continuer les mêmes moyens.

28 mai. — Le malade va bien, on continue et l'on fait de l'hydrothérapie le matin. Audition à 25 centimètres.

25 juin. — M. Dupasquier est transformé, la santé est améliorée ; l'audition se fait à 1 mètre. Deux mois après, nous voyons le malade qui est revenu à la vie normale.

Obs. II. — *Corps étrangers appliqués sur la membrane du tympan.*

Madame de S... était atteinte depuis quelques années de légers bourdonnements d'oreille, qui ne la tourmentaient pas d'une manière continue, mais revenaient à des intervalles variables. Ces bourdonnements étaient accompagnés d'une diminution de la faculté de percevoir les sons, dont les progrès, devenus plus apparents de jour en jour, engagèrent la malade à recourir à nos conseils et à nos soins.

Madame de S... était d'une santé délicate, d'un tempérament nerveux, et d'une susceptibilité très-grande aux variations atmosphériques ; d'ailleurs elle n'offrait pas de dérangement appréciable de la santé générale. Après un examen détaillé de la constitution de la malade, nous procédâmes à l'examen de l'appareil auditif : ayant appliqué notre ostéoscope, nous aperçûmes que la membrane du tympan était recouverte d'une couche brune de substance molle dont la consistance était analogue à celle de la cire. Ayant introduit un stylet, et ayant touché la membrane du tympan et la substance qui la recouvrait, la malade éprouva une douleur vive qui m'engagea à n'ordonner que des injections d'eau de racine de guimauve tiède, deux fois par jour, pendant quarante-huit heures. La malade étant revenue le troisième jour, nous enlevâmes à l'aide de la curette, après avoir préalablement introduit le *speculum auris*, une partie de la substance qui tapissait le fond du conduit auditif, et prescrivîmes des injections narcotiques.

Deux jours après, nous parvînmes à enlever le reste de la matière sébacée qui s'était durcie légèrement, et à dater de ce moment, la perception des sons qui ne pouvait avoir lieu s'ils étaient produits à une distance de l'oreille de plus de 10 centimètres, quand la malade nous consulta la première fois, devint aussi distincte qu'avant le début de la maladie.

OBS. III. — *Surdité nerveuse.*

M. S..., âgé de quarante ans, doué d'une forte constitution, souffrait depuis plusieurs années de bourdonnements d'oreille et présentait une diminution assez intense de l'audition. Ces phénomènes offraient, à certains instants de la journée, une recrudescence dont il ne peut trouver qu'une seule cause, l'action de mâcher des aliments. Ce malade présentait un état de mélancolie très-prononcé, dû à l'inutilité du traitement suivi jusqu'alors. Il avait, en effet, consulté plusieurs médecins, pris des purgatifs, fait des injections de toute nature, s'était fait appliquer un séton à la nuque, et enfin soumis à l'influence des courants électriques sans éprouver le moindre changement dans son état ; bien plus, la maladie avait fait des progrès lents et continus.

L'examen de l'oreille ne fait observer aucune lésion. Le cathétérisme des trompes d'Eustache démontre qu'elles ne sont point le siége d'une obstruction. Le bruit d'une montre approchée des oreilles du malade est perçu lorsqu'elle en est distante de 3 centimètres à gauche, et d'environ 5 centimètres à droite. En présence d'une maladie qui paraissait si grave et si rebelle, nous nous bornâmes à conseiller au malade de se faire tous les jours des injections de vapeur d'éther dans les oreilles pendant cinq minutes environ. Deux mois après le début de ce traitement, le malade éprouvait une amélioration considérable et recouvrait sa gaieté première à mesure que l'ouïe reparaissait. Trois mois et demi de soins suffirent pour le débarrasser des bourdonnements d'oreille qui le tourmentaient, et lui permettre d'entendre le bruit d'une montre distante de 15 centimètres de l'oreille gauche et de 20 centimètres de l'oreille droite. Ayant revu le malade un an après sa guérison, nous pûmes constater que l'amélioration ne s'était pas démentie.

OBS. IV. — *Inflammation chronique de la trompe d'Eustache.*

M. L..., âgé de trente-six ans, demeurant rue Saint-Joseph, doué d'une constitution riche et nerveuse, s'étant exposé au froid pendant plusieurs heures, ressentit peu de temps après être rentré chez lui, une vive douleur dans tout le côté gauche de la tête ; la perception des sons était devenue moins distincte de ce côté, et des bourdonnements continus tourmentaient le malade. Il crut devoir se faire transpirer et prendre un bain de pieds. Sous l'influence de ses soins, les douleurs se calmèrent mais ne cessèrent pas entièrement. Deux mois s'écoulèrent pendant lesquels l'état du malade n'éprouva aucun changement, et sans qu'il allât néanmoins demander les conseils de l'homme de l'art.

Enfin le 22 mars 1858, il vint nous prier de lui donner nos soins.

Un examen attentif nous démontra qu'en approchant notre montre de son oreille il n'en percevait les bruits qu'autant qu'elle n'en était distante que de 3 centimètres environ. Nous pratiquâmes le cathétérisme de la trompe d'Eustache et ayant soufflé dans la sonde, nous entendîmes une espèce de bruit, de gargouillement. Cet examen seul fut déjà suffisant pour rendre plus distincte l'audition du malade. Aussi ne prescrivîmes-nous que l'instillation d'un liniment dans l'oreille, et conseillâmes-nous au malade de venir chaque jour se faire cathétériser la trompe d'Eustache. Ce traitement fut continué pendant douze jours environ, et suffit pour faire recouvrer au malade l'usage de l'ouïe, et pour le délivrer des douleurs violentes de tête qui l'avaient tourmenté pendant deux mois et avaient résisté à des moyens multipliés et douloureux, tels que l'application de la pâte de Vienne derrière l'oreille malade.

OBS. V. — *Surdité nerveuse.*

Madame Lefebvre, âgée de vingt-quatre ans et demi, d'une bonne santé, est, depuis longues années, sujette aux amygdalites, inflammations qui avaient déterminé une hypertrophie de la glande. Depuis deux ans environ, à l'époque où elle s'adressa à nous, l'angine avait entièrement cessé, mais avait été remplacée par de violents bourdonnements et une surdité très-prononcée. Son médecin ordinaire avait vainement employé les dérivatifs et les purgatifs, vainement pratiqué le cathétérisme et la cautérisation de la trompe d'Eustache au moyen du nitrate d'argent, la surdité n'avait pas diminué ; c'est alors que la malade se décida à venir nous consulter. Un examen attentif nous permit de constater qu'elle ne pouvait entendre le bruit d'une montre placée à 2 centimètres environ de l'oreille droite, tandis que l'oreille gauche ne le percevait même pas lorsque le marteau était appliqué sur le pavillon de l'oreille. Les conduits auditifs externes étaient sains, ainsi que la trompe d'Eustache. Ajoutons enfin que, simultanément, avec cette surdité existaient de violents maux de tête. Nous conseillâmes à la malade des injections narcotiques, et prescrivîmes d'éviter, étant guérie, l'action du froid. Quinze jours après l'emploi de ces moyens, l'état de madame Lefebvre n'avait subi aucune amélioration, et nous dûmes nous décider à faire usage d'injections de vapeur d'éther répétées tous les jours, et à supprimer tout moyen adjuvant.

Trois mois après l'emploi continu de ses injections, la malade éprouvait un soulagement des plus notables ; les maux de tête avaient diminué et les sons étaient plus distinctement perçus. Nous continuâmes encore environ un mois ce facile traitement, et l'amélioration était telle, après ce laps de temps, que la malade entendait aussi distinctement des deux oreilles qu'avant le début de la surdité.

Obs. VI. — Surdité nerveuse.

M. O..., employé dans les ponts et chaussées, est souvent exposé, par le fait de l'exercice de ses fonctions, à l'action du froid et de l'humidité. Dans le courant du mois de février 1858, il fut soumis pendant plusieurs heures à l'action d'un vent froid et glacial. A peine le malade était-il rentré chez lui, qu'il éprouvait une douleur vive dans le cou et toute la région pariétale gauche, une lourdeur et une pesanteur de tête, et, enfin, une diminution de l'ouïe du côté gauche. Le repos du lit et le sommeil de la nuit calmèrent ces phénomènes douloureux, mais sans les faire disparaître totalement ; et plusieurs jours, plusieurs mois se passèrent ainsi sans que le malade s'occupât de son état. Au mois de juillet, époque où les douleurs de tête avaient disparu, et où la surdité était le seul phénomène qui persistât, le malade consulta un médecin de Marseille qui lui conseilla des bains de pieds et des purgatifs.

Un mois s'étant écoulé sans que ce traitement eût apporté aucune amélioration, il se rendit à Paris où il consulta plusieurs médecins, dont l'un s'occupait spécialement des maladies de l'appareil auditif. Le traitement fut varié à l'infini sans que le résultat en fût plus heureux.

Enfin ses occupations l'ayant rappelé à Lyon, il vint nous consulter vers le mois d'avril 1859. Après l'avoir examiné avec beaucoup d'attention, nous lui conseillâmes l'usage des injections de vapeur d'éther acétique, au moyen d'un appareil disposé à cet effet. Dix jours après l'emploi de ce moyen, le malade percevait moins difficilement les sons, disait-il, sans que nous puissions constater à l'aide de la montre cette amélioration.

Nous crûmes alors devoir lui conseiller l'injection de la fumée de tabac, et, un mois à peine s'était écoulé, que nous constations une amélioration évidente.

La pensée nous vint alors d'essayer le fluide électrique préconisé par Duchenne (de Boulogne); mais en vain nous consacrâmes dix séances à l'application de l'électricité ; le résultat fut nul.

Nous revînmes alors à l'usage des injections qu'un succès complet couronna ; le malade, en effet, accusa une perception plus facile et plus nette des sons, perception que des injections faites avec une solution de sulfate de strychnine dans de l'eau distillée, continuées pendant un mois, rendirent aussi nette qu'avant la maladie.

OBS. VII. — *Inflammation de la muqueuse de la trompe avec oblitération.*

Madame D. S..., âgée de trente et un ans, douée d'une bonne constitution et bien réglée, éprouva, deux ans avant de me consulter, un commencement de surdité dont l'intensité allait graduellement en augmentant. La malade avait été atteinte de maux de gorge fréquents, et était sujette à de violentes douleurs de tête. Je constatai que l'audition n'était distincte qu'autant que le corps sonore était placé à 2 centimètres de distance de ses oreilles ; le conduit auditif externe n'était le siége d'aucune lésion, mais le cathétérisme des trompes d'Eustache me démontra qu'elles étaient oblitérées au point de ne pas permettre aux liquides que je cherchais à injecter, de pénétrer dans la caisse du tympan. En vain, purgatifs, injections de toute nature, vésicatoires, cautérisation, électricité, bains de vapeur, eaux thermales, avaient été successivement mis en usage ; aucun changement appréciable ne s'était opéré.

Nous conseillâmes à la malade de se garantir contre l'action du froid, et de revenir chaque jour se faire pratiquer le cathétérisme de la trompe d'Eustache. Cette opération réussit en effet à rétablir la liberté de ce conduit, mais sans permettre à la malade de percevoir plus facilement les sons. Nous eûmes alors l'idée de pratiquer des injections d'air, et après treize jours de leur emploi, les sons produits à 10 centimètres de l'oreille de la malade pouvaient être perçus ; encouragé par ce succès, nous pratiquâmes des injections à vapeur d'éther pendant quatre mois et nous eûmes la satisfaction de voir la malade recouvrer totalement le sens de l'ouïe.

OBS. VIII. — *Inflammation aiguë de la trompe d'Eustache.*

M. B..., jeune homme âgé de trente ans, doué d'une assez bonne constitution, revint d'Aix, en Savoie, où il était allé prendre les eaux, à Lyon, par le bateau à vapeur, et malgré un froid très-vif, une pluie fine et pénétrante, resta pendant tout le trajet sur le pont pour admirer les rives du Rhône ; mais à peine était-il arrivé, qu'il éprouvait de la douleur et de la sécheresse à la gorge, pendant la nuit il fut éveillé par l'intensité de la douleur qui s'était accrue par une chaleur brûlante qu'il ressentait dans les oreilles et un bourdonnement qui l'incommodait au plus haut degré.

Le lendemain matin sa voix était un peu altérée, le timbre en était légèrement diminué ; il garda la chambre, où il entretint une douce température et prit un bain de pieds. Huit jours se passèrent ainsi, et ce fut alors qu'il s'aperçut qu'il entendait moins distinctement les sons produits qu'avant sa maladie et se décida à venir nous consulter.

Nous trouvâmes les amygdales, les piliers du voile du palais et toute la face postérieure du pharynx considérablement injectés, et attribuâmes à l'inflammation de la trompe la surdité que le malade éprouvait.

Nous prescrivîmes au malade de garder la chambre, de ne faire usage que de bouillon de poulet comme aliment, de prendre le matin à jeun 5 centigrammes de tartre stibié dans un litre d'eau, et enfin nous conseillâmes des bains de pieds avec addition de 60 grammes de sel de cuisine.

14 juillet. — Une amélioration notable s'est produite sous l'influence de notre traitement, mais la surdité persiste et le bruit de notre montre n'est perçu qu'autant qu'elle se trouve à 2 centimètres de l'oreille. Nous prescrivons de continuer les boissons chaudes et de prendre le lendemain matin, à jeun, dans une tasse de bouillon aux herbes, 30 grammes d'huile de ricin.

20 juillet. — Toute trace d'inflammation a disparu ; mais l'audition est toujours moins distincte qu'à l'état normal. Nous pratiquons alors le

cathétérisme des trompes d'Eustache et constatons facilement qu'il existe un rétrécissement dû certainement au gonflement inflammatoire de la muqueuse de ces conduits.

20 août. — Le cathétérisme a été répété environ vingt fois depuis un mois, et en produisant la dilatation de la trompe, a rendu à l'ouïe sa netteté primitive.

OBS. IX. — Otite interne purulente.

M. B..., négociant en soieries, âgé de vingt-cinq ans et doué d'une bonne constitution, fut exposé à l'action d'un froid assez intense pendant plusieurs jours lors d'un voyage qu'il fit en Suisse. Revenu chez lui, il éprouva une douleur vive dans l'oreille, et à la gorge un enchifrènement intense, ainsi qu'une pesanteur sus-orbitaire. Quelques jours se passèrent ainsi pendant lesquels tout le traitement consista en des soins hygié-niques ; mais un matin, après une nuit pendant laquelle les souffrances avaient été plus intenses, il trouva son oreiller taché de pus. Il se con-tenta néanmoins de faire des injections émollientes dans ses oreilles ; mais ne tardant pas à en voir l'inutilité, il manda son médecin ordinaire qui, après avoir examiné l'oreille et n'avoir constaté aucune particula-rité, conseilla de continuer les injections émollientes pendant quelques jours et de les remplacer par des injections astringentes. Deux mois se passèrent ainsi sans que l'écoulement diminuât. C'est alors que le malade vint demander nos conseils. L'examen de l'appareil auditif nous démontra l'existence d'un état inflammatoire du conduit auditif externe, dont la peau présentait en un point une légère érosion, principe de la sécrétion purulente. Nous crûmes devoir ordonner des injections avec une solution peu concentrée de nitrate d'argent et un ou deux purgatifs. Quinze jours après, l'affection avait complétement disparu.

OBS. X. — Surdité nerveuse due à l'habitude de porter les cheveux courts.

M. B..., doué d'une constitution nerveuse, sèche, âgé de quarante-cinq ans, et se trouvant à la tête d'un commerce considérable depuis plusieurs années, vint nous consulter dans le courant de l'année 1859 ; il avait souvent été affecté de maux de gorge que les préoccupations de ses affaires ne lui avaient pas permis de soigner convenablement ; en outre, à la suite d'une inconcevable fantaisie, il s'était fait couper les cheveux très-près des bulbes pileux et avait continué de les porter courts à cause de la commodité plus grande qu'il trouvait en cette manière d'agir. Mais à dater de cette époque, les coryzas étaient devenus plus fréquents, les douleurs d'oreilles s'étaient fréquemment répétées, et depuis quelques mois enfin, l'ouïe était devenue moins distincte. L'examen de l'oreille avec le spéculum devant une fenêtre bien éclairée ne nous offrit rien de particulier. Nous trouvâmes que la membrane du tympan était saine, la trompe d'Eustache parfaitement libre, ainsi que le démontrait le cathétérisme ; nous conseillâmes alors au malade de se garantir du froid en laissant pousser ses cheveux, d'appliquer un petit vésicatoire volant derrière l'oreille, afin d'établir en ce point une dérivation. Deux mois après l'emploi de ces moyens, le malade nous annonça que la surdité n'avait pas subi d'augmentation dans son intensité, avait même diminué, ce qui nous engagea à ne rien tenter et à nous contenter d'attendre que les cheveux eussent repoussé ; le résultat ne trompa pas notre attente, avec les cheveux reparut l'ouïe.

Obs. XI. — Surdité rhumatismale.

M. Pierrotet, âgé de quarante-cinq ans, teneur de livres dans une des plus fortes maisons de teinture de Lyon, quai d'Herbouville, 57, fut atteint, vers le 10 décembre 1863, d'un accès de fièvre qu'il attribue à l'action du froid. Son médecin ordinaire crut devoir lui donner du sulfate de quinine pour mettre fin aux accès ; mais le malade, quoique rétabli de la fièvre, était devenu complétement sourd, et il faisait dater cet accident du moment où il avait pris sa fièvre. Car, dit-il, dès le premier jour, j'avais des douleurs dans la tête, et je n'entendais plus aussi distinctement.

A notre examen, le 14 janvier, nous remarquons qu'en appliquant une montre sur les diverses parties du crâne, ses sons ne sont pas perçus par le malade. Les mouvements de la montre ne sont entendus que du côté gauche, alors qu'on l'applique immédiatement sur l'oreille. Si on la place entre les dents, le malade n'entend rien. Les conduits externes des deux oreilles sont secs et très-douloureux ; en examinant au spéculum, on reconnaît un aspect grisâtre de la membrane du tympan ; le cathétérisme de la trompe n'indique rien.

Prescription : Bains de pieds ; se purger deux fois avec de l'huile de ricin ; bains d'oreilles avec de la décoction de pavot. Se garantir du froid et prendre une boisson chaude dans la journée.

20 janvier. — Le malade se trouve beaucoup mieux, l'audition commence à revenir. Après avoir placé le spéculum dans l'oreille, et aidé de M. Drevon, dont le dévouement est toujours sans bornes pour tous

ceux qui souffrent, nous pouvons débarrasser les tympans d'une couche grisâtre qui s'y était formée. Après cette petite opération, l'audition est presque complète, les sons commencent déjà à revenir par les divers points du crâne.

22 janvier. — L'audition est revenue jusqu'à son état normal.

Nous donnons cette observation comme exemple démontrant, de la manière la plus évidente, qu'il ne faut pas toujours s'en rapporter à ce symptôme, que les surfaces crâniennes ne transmettant pas les sons, la surdité est sans remède.

Obs. XII. — *Polypes.*

Madame B... (de Villefranche), âgée de cinquante-quatre ans, forte, habituée aux travaux de la campagne, vint nous trouver le 10 juin 1861, pour une surdité très-intense. A l'examen de l'oreille, nous trouvâmes que l'organe gauche est obstrué par un corps étranger qui remplit entièrement le conduit externe. Ce corps est dur, laisse couler une matière sanieuse du côté droit; il y a atrésie du conduit et aussi un écoulement puriforme d'une odeur infecte; nous constatâmes au moyen d'une montre appliquée sur diverses parties du crâne et de la face, que l'audition se fait mal. Nous diagnostiquons pour le côté gauche un polype fibreux, et pour le côté droit une otorrhée chronique. Il y a cinq ans que la malade est dans cet état; elle a vu plusieurs médecins et a eu recours à toutes les commères du lieu, sans améliorer son état. Après nous être assuré de nouveau de l'affection à laquelle nous avions à faire, nous essayâmes d'enlever le polype au moyen des pinces (car il n'y avait pas de ligature possible). Nous employâmes aussi l'instrument tranchant de manière à détruire le plus possible de ce corps étranger, puis nous appliquâmes un morceau de sparadrap de Canquoin sur le reste de la tumeur, et recommandâmes de faire des injections dans l'oreille avec une décoction de pavots.

19 juin. — La malade est revenue pour la seconde fois. Voici ce qu'elle nous raconte : les douleurs qu'elle a éprouvées ont été assez vives pendant quatre ou cinq heures, puis elles se sont calmées et sept jours après il est sorti de son oreille un bouchon assez gros, et après avoir fait une injection, elle nous dit qu'elle avait positivement entendu pendant quatre heures, mais depuis tout était rentré dans l'ordre ordinaire : à l'examen, on constate qu'une grande portion du polype est détruite; mais il en reste encore, et le conduit paraît toujours complétement bouché; il est difficile de faire pénétrer un stylet entre la paroi

de l'oreille et le polype, ce dernier aujourd'hui saigne facilement. Nous appliquâmes de nouveau un morceau de pâte de Canquoin ; l'autre oreille suppure moins, et l'on reconnaît qu'il y a un petit corps étranger qui se développe sur la partie externe du conduit de l'organe. Je conseille alors des injections avec une solution de chlorure d'oxyde de sodium.

Je profite du passage de mon stylet à travers le polype, pour y placer un trochisque de couleur de zinc. On continue les mêmes moyens pour l'autre oreille.

20 juillet. — Le trochisque que j'ai placé a laissé un orifice à travers la masse du polype, et l'audition continue à se faire. Je continue le même moyen.

30 juillet. — A partir d'aujourd'hui l'amélioration est très-grande, la surdité a presque disparu. Il y a quelques débris du polype. Je me contente de les toucher avec du nitrate d'argent fondu.

8 août. — L'audition est presque normale des deux côtés ; le polype a presque entièrement disparu ; il ne reste plus qu'un point que je touche avec la pierre ; l'autre oreille va très-bien ; toute espèce d'otorrhée a disparu.

20 août. — En voyant la malade pour la dernière fois, la guérison me paraît complète.

FIN.

TABLE DES MATIÈRES.

Paris. — Imprimerie de E. MARTINET, rue Mignon, 2.

Paris. — Imprimerie de E. MARTINET, rue Mignon, 2.

9 782019 286675